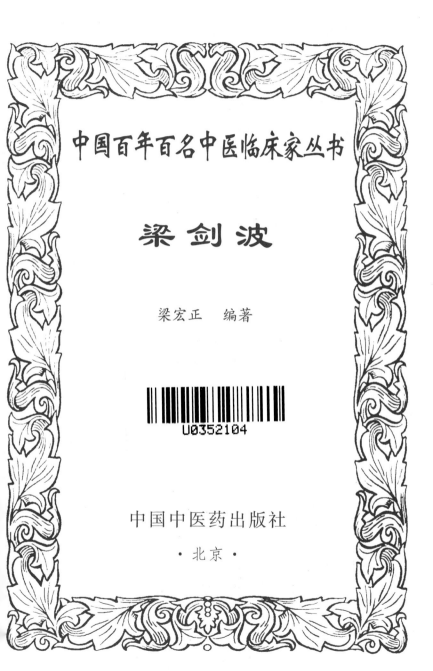

中国百年百名中医临床家丛书

梁 剑 波

梁宏正　编著

U0352104

中国中医药出版社

·北京·

图书在版编目（CIP）数据

梁剑波 / 梁宏正编著 . -- 北京：中国中医药出版社，2001.04（2024.7重印）

（中国百年百名中医临床家丛书）

ISBN 978 - 7 - 80156 - 178 - 7

Ⅰ.①梁… Ⅱ.①梁… Ⅲ.①中医学临床－经验－中国－现代国－现代 Ⅳ.R249.7

中国版本图书馆 CIP 数据核字（2001）第 016300 号

中国中医药出版社出版

北京经济技术开发区科创十三街 31 号院二区 8 号楼

邮政编码 100176

传真 010-64405721

廊坊市佳艺印务有限公司印刷

各地新华书店经销

开本 850 × 1168 1/32 印张 7.875 字数 177 千字

2001 年 4 月第 1 版 2024 年 7 月第 3 次印刷

书号 ISBN 978 - 7 - 80156 - 178 - 7

定价 29.00 元

网址 www.cptcm.com

服 务 热 线 010-64405510
购 书 热 线 010-89535836
维 权 打 假 010-64405753

微信服务号 zgzyycbs
微商城网址 https://kdt.im/LIdUGr
官 方 微 博 http://e.weibo.com/cptcm
天猫旗舰店网址 https://zgzyycbs.tmall.com

如有印装质量问题请与本社出版部联系（010-64405510）

出版者的话

祖国医学源远流长。昔岐黄、神农,医之源始;汉仲景、华佗,医之圣也。在祖国医学发展的长河中,临床名家辈出,促进了祖国医学的迅猛发展。中国中医药出版社为贯彻卫生部和国家中医药管理局关于继承发扬祖国医药学,继承不泥古、发扬不离宗的精神,在完成了《明清名医全书大成》出版的基础上,又策划了《中国百年百名中医临床家丛书》,以期反映近现代即20世纪,特别是新中国成立50年来中医药发展的历程。我们邀请卫生部张文康部长做本套丛书的主编,卫生部副部长兼国家中医药管理局局长佘靖同志、国家中医药管理局副局长李振吉同志任副主编,他们都欣然同意,并亲自组织几百名中医药专家进行整理。经过几年的艰苦努力,终于在21世纪初正式问世。

顾名思义,《中国百年百名中医临床家丛书》就是要总结在过去的100年历史中,为中医药事业做出过巨大贡献、受到广大群众爱戴的中医临床工作者的丰富经验,把他们的事业发扬光大,让他们优秀的医疗经验代代相传。百年轮回,世纪更替,今天,我们又一次站在世纪之巅,回顾历史,总结经验,为的是更好地发展,更快地创新,使中医药学这座伟大的宝库永远取之不尽、用之不竭,更好地服务于人类,服务于未来。

本套丛书第一批计划出版140种左右,所选医家均系在中医临床方面取得卓越成就,在全国享有崇高威望且具有较高学术造诣的中医临床大家,包括内、外、妇、儿、骨伤、针灸等各科的代表人物。

本套丛书以每位医家独立成册,每册按医家小传、专病论治、诊余漫话、年谱四部分进行编写。其中，医家小传简要介绍医家的生平及成才之路；专病论治意在以病统论、以论统案、以案统话，即将与某病相关的精彩医论、医案、医话加以系统整理，便于临床学习与借鉴；诊余漫话则系读书体会、札记，也可以是习医心得，等等；年谱部分则反映了名医一生中的重大事件或转折点。

本套丛书有两个特点是值得一提的：其一是文前部分，我们尽最大可能收集了医家的照片，包括一些珍贵的生活照、诊疗照，以及医家手迹、名家题字等，这些材料具有极高的文献价值，是历史的真实反映；其二，本套丛书始终强调，必须把笔墨的重点放在医家最擅长治疗的病种上面，而且要大篇幅详细介绍，把医家在用药、用方上的特点予以详尽淋漓地展示，务求写出临床真正有效的内容，也就是说，不是医家擅长的病种大可不写，而且要写出"干货"来，不要让人感觉什么都能治，什么都治不好。

有了以上两大特点，我们相信，《中国百年百名中医临床家丛书》会受到广大中医工作者的青睐，更会对中医事业的发展起到巨大的推动作用。同时，通过对百余位中医临床医家经验的总结，也使近百年中医药学的发展历程清晰地展现在人们面前，因此，本套丛书不仅具有较高的临床参考价值和学术价值，同时还具有前所未有的文献价值，这也是我们组织编写这套丛书的初衷所在。

中国中医药出版社

2000 年 10 月 28 日

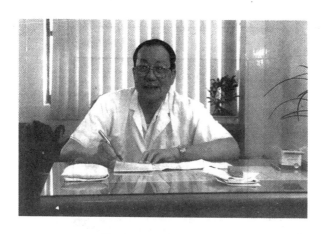

梁剑波主任医师近照

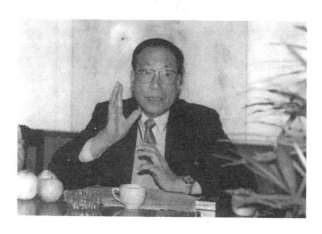

梁剑波在广东省中医药管理局召开振兴中医工作会议上发言照

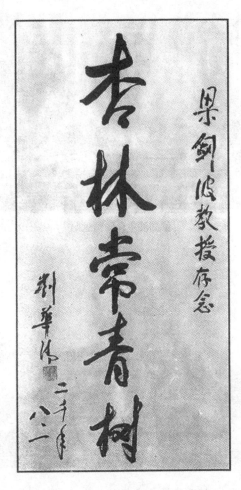

刘华清军委副主席为梁剑波教授题词

内容提要

梁剑波先生，临证注重中西医结合，医术精湛，遣方用药独具特点，对内科疑难杂症和肿瘤的诊治术有专功。

本书介绍了梁剑波先生学术思想精华和丰富的临床诊疗经验，收录了他具有代表性的医案、诊法和效验方等。对中医、中西医结合工作者颇有启迪，具用较高的使用价值。

目　录

医家小传 ……………………………………… （1）
专病论治 ……………………………………… （5）
　内科 ………………………………………… （5）
　　痫证辨治撷华 …………………………… （5）
　　郁证辨治新诠 …………………………… （11）
　　哮喘治疗心法 …………………………… （16）
　　中风后遗症治疗 ………………………… （23）
　　癫狂辨治一得 …………………………… （28）
　　血证治疗探骊 …………………………… （35）
　　消渴病治疗经验 ………………………… （54）
　　头痛眩晕治疗经验 ……………………… （60）
　妇儿科 ……………………………………… （67）
　　崩漏临床治疗经验 ……………………… （67）
　　胎漏治疗四法 …………………………… （77）
　　带下治疗经验 …………………………… （83）
　　子宫肌瘤治疗经验 ……………………… （88）
　　乳腺增生治疗经验 ……………………… （93）
　　不孕症治疗经验 ………………………… （95）
　　小儿夏季热治疗心得 …………………… （99）
　　小儿秋季腹泻治疗经验 ………………… （104）
　　小儿麻痘的辨治经验 …………………… （106）
　　小儿紫癜的治疗经验 …………………… （111）

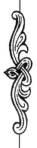

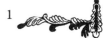

肿瘤杂病……………………………………………（115）

　　原发性肝癌治疗经验………………………………（115）

　　食道癌治疗经验……………………………………（117）

　　胃癌治疗经验………………………………………（120）

　　肺癌治疗经验………………………………………（122）

　　脑瘤治疗经验………………………………………（123）

　　治疗癌痛经验………………………………………（125）

　　类风湿性关节炎治疗经验…………………………（129）

　　系统性红斑狼疮治疗经验…………………………（131）

　　脱疽的治疗经验……………………………………（134）

诊余漫话………………………………………………（139）

　伤寒兼证辨治…………………………………………（139）

　吴鞠通的三焦辨证论治纲领…………………………（144）

　内伤发热的治疗浅探…………………………………（146）

　不能食的虚实和食亦证………………………………（150）

　治消渴一定要辨明虚实………………………………（153）

　中风证的治疗当重脉象………………………………（154）

　倪涵的治痢三方………………………………………（155）

　麻疹明辨………………………………………………（157）

　疟疾论治………………………………………………（159）

　小儿杂病五种管见……………………………………（161）

　湿证明辨………………………………………………（172）

　论火证及其辨治………………………………………（177）

　过敏性紫癜肾炎的治疗………………………………（179）

　气病治疗丛谈…………………………………………（182）

　胁痛辨治精要…………………………………………（189）

　呃逆治宜分虚实………………………………………（192）

便秘之阴结阳结 …………………………………（196）

谈黄疸的证治 …………………………………（201）

调经要旨 …………………………………………（208）

《儿科秘笈》歌诀注解（部分）………………（212）

年谱 …………………………………………（219）

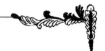

医家小传

妙手除疴疢　挥豪写晚晴

——记梁剑波教授

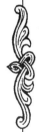

当我们接连收到一本本印刷精美的《梁剑波散文选集》《梁剑波诗词选》《梁剑波书画印选集》及梁剑波编著的（中国医学简明史）时，不忍释手地从前页翻到后页，又从后页翻到前页，口中不由自主地发出赞叹之声：此人真属海内奇人，非简单之辈。我们之所以有如此的感叹，只缘于梁剑波乃中国一代名医也！

其为名医，中央卫生部授予卫生先进工作者称号，1978年广东省人民政府授予广东省名老中医的光荣称号，1991年国务院颁发证书授予科技有特殊贡献的专家称号，发给特殊津贴证书，1995年获全国优秀名中医白求恩式的大夫称号，美国世界卫生组织在加州颁发给梁剑波"国际名中医"证书，香港医学院授予其"医学荣誉博士衔"，这在我国中医

界是第一个获此殊荣的学者。这位名老中医不仅在医学方面有辉煌的成就，而且为诗为文，博学多才，经纶满腹，著作丰硕，真乃亦医亦文，亦书亦画，样样尽显其儒医本色，丝毫不肯怠慢人生！而且医术神妙，医德高尚，声名远播海内外。

梁剑波生逢乱世，正当粤桂军阀战争爆发的 1920 年。出身于医学世家的他，自幼喜爱琴棋书画，诗词歌赋，金石篆刻，可谓无所不精。青年时代，目睹百姓备受疾病煎熬，毅然弃文从医，悬壶于肇庆。建国后，党选送他到中国医学高等学府深造五年，更使他中西医学汇通，专攻疑难杂症。在广东真是妇孺皆知。中央电视台、中央人民广播电台采访后，在港澳和海外不少人亦咸知其名。

全国政协常委王光美来肇庆时，称之为"仙境名医"，并题词相赠，盖以肇庆风光优美如仙境，有此名医，可称"双璧"。许士杰赠他诗"学贯中西诚妙手"；《南方日报》载文："诗书金石称三绝，更钦声价重医林"；《羊城晚报》载文："此心但愿人皆健"。

他曾当肇庆市中医院副院长、院长，现为名誉院长，广州中医学院客座教授，广州中医药大学兼职教授。出版了十六种医学专著，论文六十多篇，计五百余万字，曾为《羊城晚报》《广州日报》《南方农村报》《肇庆荧声报》《美食导报》《西江日报》等六个科普医学专栏撰写文章，并成立了"梁氏医学研究中心"。先后整理了近百张家庭秘方、验方等，贡献于社会，并研制出多种中成药，如"复方黄芩片""黑发宝""解热清肺糖浆""剑波凉茶王""祛湿茶"等拳头产品，畅销全国。他医德高尚，白天诊病于医院之内，星夜出诊于百里之外。不分男女老幼，富贵贫贱，职位高低，

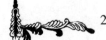

急病人所急，痛病人之痛。即使在任原肇庆市副市长政务繁忙时期，他的公文包里仍有两样必备物品，一叠处方笺，一套银针，随时随地为患者服务。

集医学家、诗人及书画艺术家为一身的梁剑波，年近八十，仍耳聪目明。在《西江日报》文艺专栏写"海观楼随笔"、"聊博一笑"等文章，连续四年不断。其文思泉涌，妙笔生花。他以医活人，以艺怡情，以诗寄兴，以拳健身，其人生丰富充实，业绩异彩纷呈，令人们无不为之赞叹，叹其医术、医德、文采、金石书画、养生之道……多才博学，嫒美绝伦。

他曾以诗言志："祇因未了浮生债，年过古稀不敢休。"目前他正在筹建中国第一所"中医药博物馆"。《梁剑波杂文集》即将付梓，《五官新镜》一书由《羊城晚报》结集出版。

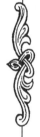

年逾古稀的梁教授如今仍是那么忙，忙于看病会诊，写诗文，作字画，刻金石，为报刊写专栏，真正如他所说的"岂畏忙如转磨牛"。我们祝愿他笔力更健，医术更精深，著作更丰富，精神矍铄，健康长寿！

谭培安　唐希明

注：谭培安——广东省肇庆市委宣传部部长。
　　唐希明——广东省肇庆市《西江日报》副总编辑。

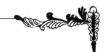

内　科

痫证辨治撷华

梁剑波老师治疗痫证，在家传验方基础上，结合现代医学的分型，通过几十年实践和研究，总结出一套较为成功的治疗经验。他一反中医传统分型方法，而采用癫痫大发作、小发作、局限性发作、精神运动性发作以及发作后调摄的分类施治方法，使辨病与辨证互参，界限明确，取长补短，更有利于临床取效。梁师概括痫症的病因为：肾不足则水不涵木，木动则生风，风动则夹木势而害土，土病则聚液而成痰，痰并于心则为癫痫。痫病的发生虽与心肝脾肾有关，但与脾的关系最为密切。尤其小儿痫证，更是如此。原因是痰既为癫痫的病因，又是病理产物。而各种原因引起的脾胃损伤，均会导致脾胃功能失调，水液运化失常，而蕴湿成痰，

专病论治

5

酿成发病内因。由于痰为本病发生的先导因素，故治疗时先用化痰熄风开窍药以治标，待抽搐控制后，即改用参苓白术散、陈夏六君子汤等方剂以健脾祛痰、培土抑木作为巩固调理之方。因本病患者每多有胃呆厌食、胸闷痰多症状，越是反复发作，越难复原，故通过调治脾胃，升清降浊，一可杜绝生痰之源，二可抑肝木熄风以防抽搐发作。梁师根据经验总结出"祛痰、涤热、镇惊、健脾、宁神"的十字治疗法则。以此治疗痫证，每能奏效。其具体应用如下：

1. 大发作的治疗

先宜豁痰宣窍，熄风定痫，用家传验方乌沉益智散：制川乌、沉香、益智仁各 20 克，天麻、防风、白附子、法半夏各 30 克，羌活、独活各 25 克，当归、僵蚕、甘草各 15 克，雄黄精、冰片各 3 克，全蝎 10 克，蜈蚣 6 条。上药共为细末，瓷瓶收贮。每发作时以生姜汤送服 9～12 克，本方亦可酌情减量改作煎剂，并可用于痫证持续发作。俟患者醒后，还须根据病因症状分别给予治疗。

如惊忧积气，心受风邪，发作时牙关紧闭，涎潮昏仆，醒后精神若痴，宜镇惊开窍，熄风定痫。用《本事方》惊气丸加减：附子、木香、天麻、僵蚕、白花蛇各 15 克，橘红、麻黄、全蝎、苏子、制南星各 10 克，朱砂 5 克。为极细末，入麝香、冰片各 1 克和匀，炼蜜为丸如龙眼大，每服 1 丸，薄荷汤下。本方并治惊痫风痫。

如属肝火上逆，肝风夹痰，蒙蔽心窍，发作时惊叫，声如猪羊，手足颤动，面色潮红，痰声漉漉，舌质红，脉细数或弦滑数者，宜清火平肝，消痰定颤。用经验方凉肝丸：胆南星、钩藤、黄连、滑石、川贝母、青黛、生铁落、僵蚕、天麻、丹参、甘草各 20 克，羚羊角 5 克，桑叶 30 克。共为

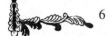

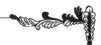

极细末，姜汁、竹沥水打糊为绿豆大小丸，朱砂为衣，每次服5克，清茶送服，日服3次。

2. 小发作的治疗

治宜杜绝其生痰之源，健脾熄风养络。痰盛者用温胆汤加石菖蒲、全蝎、钩藤；脾虚者用六君子汤加胆南星、木香、黄连、丹参。小发作得到控制后亦不要停药，可用梁师的断痫良方：人参10克，远志6克，石菖蒲6克，茯苓12克，钩藤12克，胆南星10克，炒枣仁12克，黄连3克，川木瓜12克，僵蚕10克，甘草5克。每日1剂，直至病情完全控制。本方意在益气安神，涤痰熄风，以巩固疗效。

小儿痫证临床上有表现为肌肉抽动、手足多动、面红烦躁、睡觉露睛等症状，梁师认为多是火盛动风所致，与小儿"肝常有余"、"心火亢盛"的生理特点有关。可用凉肝镇惊、泻心解痉的龙胆镇惊汤：龙胆草10克，栀子10克，生地12克，钩藤10克，莲子心6克，天竺黄10克，水牛角15克，龙齿12克（上两药先煎），远志5克，郁金10克，生甘草5克，每天1剂，煎煮2次，兑合后分2次温服。

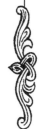

3. 局限性发作治疗

患者常口唇或手足局部抖动，脑电图检查常有轻度异常，治标时可用严用和氏的乌药顺气散化裁：白芷10克，川芎5克，炙麻黄5克，姜炭3克，橘红3克，枳壳5克，桔梗10克，僵蚕10克，钩藤10克，姜、枣为引。本方意在行气温运，祛风止痉。若小儿出现腹痛、呕吐者，可加白芍12克，广木香6克，元胡10克。俟发作控制后，可改服养心汤、天王补心汤化裁，以防止因发作频繁损及胞络心

营，导致意识丧失。这一治疗措施为必不可少的。

4. 精神运动性发作的治疗

患者以发作性运动障碍并伴有精神异常为特点，发则昏仆抽搐；或神志恍惚，幻视幻听，平素性情固执；或神疲思睡，夜间游走等。必须疏畅气机，豁痰开窍。梁师的经验是先用乌沉益智散（见前方）治之，待病情缓解后，再用定痫丸或清心温胆汤：陈皮 5 克，法半夏 12 克，茯苓 12 克，枳实 10 克，竹茹 10 克，黄连 10 克，麦冬 10 克，石菖蒲 10 克，远志 6 克，香附 10 克，地龙 10 克，珍珠母 30 克（先煎），甘草 5 克。每天 1 剂，坚持连服 30~50 剂，顽疾可愈。

5. 发作后的调摄

梁师常告诫痫病发作期治疗后，须防间歇期再发。并根据沈芊绿氏的经验："痫证必经年峻补，才保无虞"，认为痫证患者在控制病情之后，仍须坚持服药 6~12 个月以上，使体质改善，荣卫周流而疾病乃得根治。对常服抗癫痫西药的患者，在用中药治疗的同时，不宜立即停服西药，而应逐步减量，或服维持量，最后过渡至完全改用中药治疗。

小儿为纯阳之体，多见食欲不佳，面色无华，心烦吵闹，宜健脾益气，和胃化浊，兼以清心凉肝，方选参苓白术散或六君子汤加黄连、川贝母、钩藤、白芍等。成人多有记忆力减退，失眠多梦，腰酸便干，可用滋阴宁神汤：川芎、当归、白芍、熟地、人参、茯苓、紫河车、远志、熟枣仁、山茱萸、黄连、甘草、牡蛎；或用左归丸等以滋养肝肾，益阴安神。妇人多见月经不调，或经期病发作者，则用丹栀逍遥散加地骨皮、丹参、胆南星、石决明。此外，临床上还有发作控制后，手足震颤的患者，属肝虚风动，可用家传定震

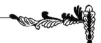

丸：川芎、当归、熟地、白芍、天麻、秦艽、全蝎、细辛、防风、白术、黄芪、威灵仙各15克，共为极细末，炼蜜为丸，每服6克，开水送服，日2次。本方还可以治老人手足震颤，有良效。

6. 病例

病例一：

张某，男，21岁。1987年1月5日初诊。自述13岁时某日突然昏倒，四肢抽搐，口吐痰涎白沫，小便失禁。约5～10分钟后苏醒，此后每月必发2～3次，多于清晨发作。当地医院诊断为癫痫，服苯妥英钠、卡马西平等抗癫痫药物，疗效不理想，至今已8年之久。1988年底起发作次数增至每月5～6次，每发必四肢抽搐，口中如猪羊呼叫。若停西药，发作更甚。脑电图检查见两半球混有棘慢或尖慢波，左侧尤为明显。诊断为癫痫大发作。患者面色潮红，寐梦多，舌质红，苔黄白厚腻，脉弦滑数。辨证为肝火夹痰，蒙蔽心窍。治宜清肝豁痰，熄风止痫。早服乌沉益智散，每次10克。日服经验凉肝煎合礞石滚痰丸。处方：羚羊骨10克，生铁落15克（两药先煎），胆南星10克，钩藤15克，川贝母10克，青黛粉10克（冲），僵蚕10克，天麻10克，黄连10克，大黄10克，青礞石10克，甘草5克。28剂。嘱只服西药维持量。在服药的一个月中，发作过2次。每次3～5分钟。连续服药半年后，症状已获控制，发作时仅有头昏手震，已无抽搐昏迷。随即减服乌沉益智散，停服西药，仅以汤药巩固治疗。前后服药2年，迄今已无发作。1991年9月脑电图检查结果大致正常，未见痫样放电。

【按语】梁师对痫证的治疗强调分清标本，缓急虚实，然后进行辨证论治。治疗的目的是使其症状得到完全控制。

发作期以治标为本，急骤时宜熄风涤痰、开窍定痫；间歇期以治本为主，宜固肾健脾、平肝理气、养心宁神。但固本的同时仍兼熄风、除痰、镇惊、清热，并注重发作后的调摄，根据梁师多年来体会，痫证无论何种类型，治疗时医者只要细心辨证，准确用药，并对病家耐心说明治疗原则，使其合作，坚持长期服药，痫证是可以取得较好疗效的。

病例二：

梁某，女，32 岁，1991 年 5 月 27 日初诊。患者 19 年前一个晚上突然四肢抽搐，口吐白沫，不省人事，经治疗未愈，以后每月发作一次，经诊查，诊断为癫痫，服苯妥英钠等抗痉厥药已 15 年多，症状未能控制。近数月来发作更频，舌淡苔薄，脉滑。治宜豁痰宣窍，熄风定痫。用定痫汤合痫得安丸治之。

处方：天麻 10 克，天竺黄 15 克，法半夏 15 克，川贝母 10 克，全蝎 10 克，石菖蒲 10 克，琥珀 10 克，蜈蚣 2 条，甘草 5 克，胆南星 12 克，陈皮 5 克，远志 8 克，茯苓 15 克，丹参 15 克，麦冬 15 克，蝉蜕 10 克。痫得安丸：即此方加羚羊骨、胆南星，以朱砂为衣。

复诊：1991 年 6 月 25 日，服上方 28 剂后症状减轻，由原来每月发作二次减为一次，效不更法，守方再进 28 剂。

三诊：1991 年 7 月 22 日，用药后症状继续减轻，每月只发作一次，再拟上方 28 剂。

四诊：1991 年 8 月 20 日，按上方连续服三个疗程，并服痫得安丸，癫痫已无发作。痫得安丸每次 6 克，每日 2 次。

【按语】癫痫是世界医学上的难题之一，目前国外尚无根治的方法。梁师认为，绝大多数癫痫的患者，其一是痰

凝，其二是火郁，故治疗须行痰、涤热、除惊、健脾、宁神，疗效始著。本例患者，癫痫19年，曾服西药15年，症状未能控制，经服定痫汤和自拟方痫得安三个月，病情竟得控制，故此，痫症并非不治之症，医者要耐心辨证下药，并对病家说明治疗原则，使病家与医者合作，是可以使病情缓解的。

郁证辨治新诠

郁证的产生，由七情所伤导致肝气郁结，心神失常，脾运失健，脏腑阴阳气血失调，五脏失养而诸症乃出。病变多涉及肝、心、脾三脏，从脏腑阴阳失衡进而演变出气、血、痰、食、湿、火"六郁"之证。郁证的治疗，历代医家立论颇多，足以取法。梁剑波老师常按虚实两型进行治疗。

1. 早期实证

①肝气郁结　因郁而肝不舒，症见胸胁胀闷，甚或疼痛，头痛发胀，善太息，或不思饮食，时作呕吐，脉弦。可以遵"木郁达之"之理，以达郁汤为基础方治疗。处方：升麻、柴胡、川芎、香附、桑白皮、橘叶、白蒺藜。随证选加佛手、郁金、青皮以助解郁之功；或加白芍以养血柔肝；或加苏叶、法半夏、旋覆花以降呕逆；或加鸡内金、山楂、神曲以消导。

②心火上扰　因郁而心火内炽，症见口苦，心烦，不寐多梦，情绪急躁，大便秘结，小便短赤，脉细数。应仿"火郁发之"之理，用清心发郁汤治疗。处方：丹皮、柴胡、远志、石菖蒲、淡竹叶、黄连、麦冬、郁金、葱白、甘草。

③脾失健运　因郁所致脾失健运，常出现生湿生痰。生

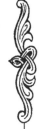

湿者症见头重如裹，脘满而闷，四肢困倦，胃呆纳少；生痰者症见头目眩晕，膈上痰多，胶固难解，甚或喉间如有物梗塞，咳不出咽不下。脉多濡缓或弦滑。可据"土郁夺之"的原则，生湿者用理湿夺郁汤。处方：苍术、香附、陈皮、砂仁、绿萼梅、佩兰、枳壳、土茵陈、佛手、泽泻。生痰者用祛痰夺郁汤。处方：法半夏、陈皮、茯苓、竹茹、苏子、沉香、全瓜蒌、胆南星、桔梗、甘草。

④肺气不宣　因郁而致肺气不宣，症见恶寒而不恶热，状如外感，即在夏天或春暖期间也多穿衣服，重裘厚被而仍有寒感，脉多紧弦。可遵"金郁泄之"之理，用宣肺泄郁汤，处方：苏叶、黄芪、白术、防风、细辛、淡豆豉、香附、麻黄、桔梗、炙甘草。

2. 后期虚证

①心营虚耗　因郁久而心营虚耗，症见精神恍惚不宁，悲忧不乐，自感心动过速，胸口绷紧，气短汗出，疲乏头晕，脉濡弱甚或结代。治宜养心安神，调养气血，可用归脾汤化裁。如不寐多梦，可去当归加麦冬、五味子；心动过速，可加柏子仁、丹参、龙骨、牡蛎；如自觉五心烦热或低热，情绪变化日轻夜重，或入睡后时作恶梦，或虽能睡而早醒，醒后又复焦虑紧张，可用天王补心丹。如症状多在下午加重，甚或嚎哭发作，特别是女性患者，治宜补益心气，用合欢皮汤。处方：合欢花或皮、党参、浮小麦、大枣、百合、益智仁、当归、石菖蒲、五味子、砂仁、茯苓、甘草。

②肾阳不振　因郁而致肾阳不振，症见面色黧黑，四肢浮肿，小便短少，脉缓或虚弱。遵"水郁折之"之理，用温肾折郁汤。处方：肉桂、丁香、白术、茯苓、猪苓、泽泻、木通、白蔻仁。

3. 虚实夹杂证

气郁血瘀：久病出现气郁血瘀之证，多见于妇女，症见头痛，胸胁刺痛，甚或午后潮热，心悸，月经不调，舌紫暗或有瘀斑，脉涩。偏重于气郁的治疗宜疏肝解郁，用丹栀逍遥散加青皮、香附、延胡；血瘀为主的治疗宜祛瘀通络，用旋覆花汤加味：旋覆花、新绛、生葱、当归、桃仁、丹参、郁金。使月经通畅后，病多缓解。

上述各证病情缓解之后，必须予以功固治疗，可用养神补心丹。处方：党参、茯苓、远志、炒枣仁、五味子、炙甘草、石菖蒲、当归、黄连、柏子仁、珍珠母、川贝母、桔梗、煅龙齿、莲子肉。众药共为极细末，炼蜜为小丸如绿豆大，朱砂为衣。每天6～10克，开水送服。

病案举例

病例一：

陆某，男，48岁，1986年9月12日初诊。因借贷经营失利，债务难偿，忧恼成病。症见心烦易怒，胸胁胀满，夜寐乱梦纷纭，饮食不思，面红目赤，大便秘结，5日未行，舌红苔黄厚而干，脉弦数有力。辨为肝胆气郁化火，兼阳明腑实。治宜疏肝泻火，通下腑实，先用龙胆泻肝汤化裁，处方：龙胆草、生地各15克，栀子、黄芩、柴胡、郁金、大黄（后下）、枳实各12克，甘草5克。每日1剂，连服3天。药后大便已通，胸胁胀满减轻，已思饮食，但觉口苦，仍时发脾气，夜寐多梦，舌红苔薄黄，脉弦有力。改用清心发郁汤。处方：丹皮、麦冬、柴胡各12克，郁金15克，远志、石菖蒲各6克，黄连、柏子仁各10克，生甘草5克。再进5剂。精神安定，夜寐渐安，不复寐扰，胸胁已舒，食有甘味，舌红，苔白，脉左关仍弦。前方加龙齿（先煎）30

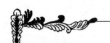

克，白芍 12 克。服药 15 天，诸症悉除。1986 年底随访未见再发。

病例二：

王某，女，43 岁，1987 年 7 月 16 日初诊。主诉：忧郁烦闷 1 年伴严重失眠 4 个月。患者为中学教师，因家庭不和渐致心情沉闷，太息，精神恍惚，头晕气短，心悸自汗，近 4 个月来，彻夜不寐，五心烦热，面容憔悴，悲甚欲哭，月事 3 个月未行，被迫辍教求医。舌红瘦，苔薄白，脉细。证属忧郁过渡，心营虚耗。治宜疏肝解郁，养心安神，用合欢皮汤加减。处方：合欢皮、太子参、炒枣仁、茯神、郁金各 15 克，浮小麦、珍珠母（先煎）各 30 克，百合 20 克，当归、石菖蒲各 5 克，益智仁、五味子各 10 克。每日 1 剂，服 4 天。二诊：药后胸闷稍舒，心悸自汗减轻，其他症状仍在，舌脉同前。病属重损心营，非重剂难以为功。故上方加柏子仁 12 克，丹参 15 克，28 剂，分 14 天服，早晚各 1 剂。三诊：精神转佳，胸胁舒畅，谓有如释重负感，烦热已消，每晚能睡 3～4 小时。按上方再服半月，并嘱隔天以猪瘦肉或鸡肉 30 克，西洋参 10 克炖服。四诊：患者精神、饮食、睡眠、月经均正常，前后判若两人，已返校任教，能出早操。嘱再服天王补心丹 2 瓶巩固疗效。

病例三

伍某，女，20 岁，1988 年 4 月 7 日初诊。患者平素性格内向，寡欢少言。3 个月前病起失恋，终日太息垂泪，忧思过度，渐觉胸胁胀闷，茶饭不思，家人百劝不解。就诊时神情呆滞，面色萎黄，月经逾期未至，乳房胁肋胀痛，少腹刺痛。舌淡红有瘀点，脉弦细涩。病属情志不遂，气郁血瘀，虚实夹杂。治宜祛瘀通经为先，用旋覆花汤加味。处

方：柴胡、旋覆花（包煎）、赤芍各 12 克，生葱 10 茎，桃仁、红花各 6 克，郁金、全瓜蒌各 15 克，益母草 20 克，炒穿山甲、当归各 10 克。4 剂。二诊：服药 3 天经血已来，初则色暗涩少，少腹阵痛，经血排出胸胁乳房胀痛减轻，舌脉同前，嘱再服药 4 剂。三诊：药后经行畅快，血色鲜红并已逐渐减少，胸胁胀痛也消，但仍精神萎顿不振，夜难成寐，思绪万千。瘀血一撤，郁证显露，改用丹栀逍遥散加味。处方：丹皮、栀子、延胡索、柴胡、柏子仁、白芍各 12 克，甘草 5 克，素馨花、当归、白术各 10 克，郁金、茯苓各 15 克。以解郁调经兼顾，服 4 剂。四诊：患者月经已净，夜能入睡，胃纳增多，间有头晕心悸，沉默少言，舌红少苔，脉沉细。因病久心脾受累，故以归脾汤加郁金、延胡、白芍、炒麦芽治之，调治 2 月告愈，随访至今未见复发。

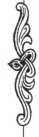

【按语】郁证在童年到老年的任何阶段皆可发病，尤以青春期、孕期、产后、手术后、离别、亲人逝世，近年来社会上的癌恐以及更年期或老年期为多见。所以在诊断上必须全面诊察（包括了解病人的境遇），综合分析。在治疗上则应当分辨脏腑虚实。实证多见于郁证早期，可出现郁而聚热化火，生湿生痰，病多在肝、心、脾、肺四脏，如病例一；虚证多见于郁证后期，可出现血虚气虚，病多在心、肾两脏，如病例二；此外，还有久郁致瘀的虚实夹杂证，如病例三。梁师根据前人经验和临床实践观察，郁证按脏腑虚实进行辨治，即使病情牵涉到多方面，处方用药也较中肯。其中，"舒肝理气，补益心脾"八字是治郁的基本法则。此外，对郁证的治疗，辨证要准，然后守方长服则效果自见。同时除使用药物外，还应结合精神、心理上的治疗，方能收功。

哮喘治疗心法

哮喘一证，常见而治难。以阵发性气息喘促，喉间哮鸣为特征，每感寒辄作，反复发作，夙根难除。梁剑波教授积多年实践经验，探求本病证治规律，在选方用药上具有独到之处。梁师依据中医理论，认为哮证和喘证是可以分称又可以合称的。例如可按其症状的轻重，以哮鸣较多或以喘促较多而分称哮证或喘证。如两者并见，则可合称哮喘证。哮为肺、脾之变，以外邪诱发，肺失肃降，脾失健运，痰气交阻，闭塞气道而成为哮；喘为肺、肾之变，肺失宣降，肾不纳气，心气内虚而成为喘。而小儿哮喘之病因病机除素体不足，外邪袭肺外，又主要在于肺、脾二经受邪所致。诚如《赤水玄珠》云："有自幼童时，被酸咸之味，或伤脾，或伤肺，以致痰积气道，积久生热，妨碍升降而成为哮证。"从而指出小儿哮喘证病机当以脾肺与痰食之变为主。从临床上可体会到，哮多兼嗽，而喘多兼肿。故哮出自肺脾，而喘则出自肺肾，无论何者，都由肺失宣肃，甚而心亦受其累，所以在肺脾多为实证，而在肺肾多兼虚证。故前代医家有"在肺为实，在肾为虚"之说，故可合起来而辨治之。

临床上，发作期多为邪实，治当攻邪为先。辨证时根据寒邪、热邪性质分别处理。寒邪所致，如呼吸急促，喉中有哮鸣声，痰多清稀，胸膈憋闷，畏寒，面色晦滞或青白，喜热饮而稍啜则止，口和气冷。脉浮紧，舌白润。治疗宜温肺散寒，豁痰利窍。梁师常用自拟方冷哮饮子治之：麻黄、桂枝、茯苓、法半夏、陈皮、炙甘草、枳壳、苏子、白芥子、冬花、生葱、淡豆豉。其中生葱、淡豆豉，为葱豉汤，有发

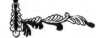

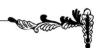

表利窍、解痉通气的作用。若喘兼呕秽，为风寒犯肺，水饮
内停，亦可用小青龙汤加苏子、款冬花、白芥子治疗。若属
热邪所致，则呼吸气粗，痰稠黏难排，面赤出汗，胸痛满
闷，甚或作渴便秘，溺短赤。舌质红，苔黄腻，脉沉数或洪
数。治宜清热宣肺，化痰定喘。梁师常用自拟方清热平喘
汤：桑白皮、麻黄、冬花、川贝母、莱菔子、全瓜蒌、法半
夏、黄连、射干、杏仁、甘草。俟哮息热平之后，则用《千
金》定喘汤加紫菀、胆南星服二三十剂，使肺得清肃，以杜
其哮喘的根源。临床上又有火热致喘者，症见喘急上气，咳
嗽，痰稠而黄，甚或无痰，即有亦难咯出，汗出，口渴，高
热不退。因肺内邪火炽盛，使肺气胀满，病势急剧，宜泻火
清肺，泄热平喘。用梁师的肺炎清解汤：正羚羊、青天葵、
生石膏、麻黄、杏仁、桑白皮、地骨皮、连翘、莱菔子、知
母、甘草。如高热伤津，可加西洋参、麦冬；如心衰，可加
生脉散，即人参、麦冬、五味子。

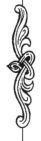

　　若为湿痰致喘的实证，喘而兼嗽，痰多黏腻，咯之不
爽，胸中满闷。此皆由于积湿生痰，或素来体质痰湿偏盛，
日渐积累，致肺为痰壅，失却清肃。舌苔白腻或垢秽。脉多
滑或濡。治宜涤痰肃肺，顺气平喘。梁师自拟苏橘二陈汤：
苏子、橘红、法半夏、茯苓、枳壳、前胡、厚朴、白芥子、
炙甘草、生姜。兼风痰加制南星，如见化热则加焦栀子、黄
连、蒌皮仁、竹茹。

　　至于重症哮喘或哮喘持续状态，且体质尚好者，梁师常
投以皂荚丸：皂荚6克，牵牛子3克，紫菀、甘草、桑白
皮、石菖蒲、法半夏各6克，胆南星5克，百部3克，上药
共研为极细末，以炼蜜制成小丸，如绿豆大，每次服三十
丸，日服两次，开水送服。本方治久哮不已，有一定疗效。

　　《原理》谓："虚喘者，无实邪，元气虚也。"又谓："虚者，气微而息返，多由内伤。"治疗之法，虚者补之以甘温。故梁师认为，虚喘的辨证，多为肺虚或肾虚，心肾同源，肺肾之虚，又每致心阳不振，而发为心肾之虚，出现喘息之候。

　　肺虚致喘，气喘而促，短气，语言乏力，倦怠嗜睡，食欲减退，并见自汗或恶风。梁师用自拟方虚喘宁肺汤治之：白芍、黄芪、人参、甘草、茯苓、当归、五味子、阿胶、法半夏、沉香。临床上肺虚致哮喘，甚至面目周围浮肿者，本方亦有一定疗效。

　　哮喘因于肾虚，喘息而气不接续，动则喘促不止，并常有痰鸣、心悸、面色发青或紫绀、四肢畏冷浮肿。此为肾阳虚衰，肾气不纳之象。治宜温肾壮阳，纳气平喘，梁师常喜用加味人参蛤蚧散：人参 10 克，蛤蚧 2 对，五味子、补骨脂、沉香、石菖蒲各 30 克，核桃肉 50 克，砂仁 25 克，白术 30 克，黄芪 45 克，泽泻 60 克，细辛 20 克，炙甘草 10 克。制法：除人参、沉香外，均以盐水润湿，饭面蒸过，共研为散剂，瓶贮。每次服 6 克，开水送服，以喘息缓解为度。此症亦可用苏子降气汤加蛤蚧、海马、紫河车治之。蛤蚧功能补肺气，助肾阳，定喘嗽，益精血。《本草备要》云："补肺润肾，益精助阳，治咳，定喘止嗽，肺痿咯血，气虚血竭。"海马功效补肾壮阳，调气活血。《药材学》云："温通任脉，用于喘息及久喘。"紫河车功能补精益气养血。《诸证辨疑录》云："治虚损劳极，癫痫，失志恍惚，安心养血，益气补精。"上述之药均为血肉有情之品，温补肾阳，填补奇督，培体内精血，祛痰凝之滞，内则温煦脏腑，外而止咳平喘，豁痰化饮。对于肺肾阳虚的哮喘，取效较捷，颇为合

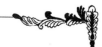

拍，故为梁师治疗虚喘必用之品。

至于心阳虚衰引起的哮喘，则表现为呼吸困难、喘促、心悸、神疲。此乃心阳不足，真元耗极，肾气上奔而致。治宜强心温阳，助元镇喘，可投大剂炙甘草汤，并可送服黑锡丹，候气喘稍定，即改用真武汤或参芪接真汤：人参、黄芪、补骨脂、桂枝、炙甘草、阿胶、磁石、牡蛎、五味子。

综上所述，梁师认为哮喘证的治疗，凡哮喘未发以扶正为主，已发以散邪为主。扶正系以《素问·四气调神大论》的"春夏养阳，秋冬养阴，以从其根"的理论为指导，因哮喘未发作时的春夏期间，即用养阳的方法，用人参蛤蚧散以扶阳壮肾，或参苓白术散加蛤蚧、海马，以温壮脾阳，长期服用一段时间，则到寒露季节或初冬就少发作或不发作，即使发作亦轻而易治。如若在秋冬，则养肺肾之阴，用六味地黄汤加苏子、沉香、五味子治疗。

此外，哮喘证缓解期的扶正治疗，除补肾实脾益肺外，还当注意虚中有实的情况，即脾虚湿自内生，聚为痰浊，上渍于肺。故治疗时除实脾以杜绝生痰之源外，还应补虚不忘实，补而不壅；扶正不碍邪，滋而不腻。补中兼疏，有利于提高扶正固本方药的效果。如长服六君子汤合三子养亲汤加紫菀、款冬花等。

病例一：

孙某，女，65 岁，禄步镇退休工人。1995 年 4 月 15 日初诊。患者哮喘 10 年，逢冬春季节宿疾屡作。于 1991 年 2 月26 日入院治疗。诊断为哮喘急性发作，肺气肿合并肺部感染，陈旧性肺结核，心电图示窦性心动过速。作消炎抗痨治疗，经用抗生素、氨茶碱、激素、异烟肼、利福平、川贝片等药物治疗，症状缓解，于 1991 年 4 月 6 日出院。1 周前

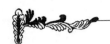

偶感风寒，引动宿疾，发作已持续5天，应用中西药治疗未能奏效，延请梁师会诊。症见头痛恶寒，胸闷气促，喘息不能平卧，喉间哮鸣，痰涎清稀而黏。体倦乏力，面部口唇紫暗，肢冷，纳呆。舌暗苔白腻，脉浮细弦滑。血液检查：白细胞8.1×10^9/升，红细胞3.65×10^{12}/升，血红蛋白102克/升。胸透检查：①双肺纹理粗糙；②双肺透明度增高，肺气肿征。两肺布满哮鸣音。西医诊断为支气管哮喘急性发作。中医辨证为风寒冷哮。治宜温肺散寒，豁痰平喘。冷哮饮子加减：麻黄10克，苏子10克，桂枝6克，陈皮5克，法半夏12克，茯苓12克，炙甘草5克，枳壳10克，白芥子6克，款冬花12克，杏仁10克，淡豆豉6克，生葱4茎。4剂。

4月19日复诊：头痛已止，喘咳哮鸣减轻，胸膈渐爽，痰涎仍多，胃纳欠佳，夜可平卧二三小时。舌暗苔白腻，脉弦滑。方药已初见疗效。风寒表邪虽解，病属年老脾阳不振，痰湿内停，纳谷不化，肺胃郁滞，宿邪乃作。正如《景岳全书·喘促》所谓："喘有夙根，遇寒即发。"经曰："治病必求其本，知标本者，万举万当，不知标本，是谓妄行。"故宜温脾涤痰，纳气平喘。用参苓白术散加减：党参15克，茯苓12克，白术12克，炙甘草6克，山药15克，莲子15克，陈皮5克，桔梗10克，法半夏12克，蛤蚧1对，海马1只（上两药包煎），五味子6克，黄芪15克，姜枣引。每天1剂，共服14天。

5月3日三诊：服前药两周后，喘咳已靖，精神恢复，胃纳日馨，夜能成寐，唇淡舌淡，脉细，双肺哮喘音消失，药奏显效。继进固本除根治疗，以求远期疗效。本《内经》"春夏养阳"之训，改投人参蛤蚧散加减，以温补肾阳，纳

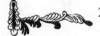

气固督。处方：高丽参 10 克（另炖兑服），蛤蚧 1 对（包煎），五味子 10 克，补骨脂 12 克，沉香 6 克，核桃肉 30 克，砂仁 6 克，黄芪 30 克，鹿角霜 12 克，泽泻 10 克，细辛 3 克，炙甘草 10 克。半月后诸恙悉除，后用附桂八味丸、还少丹。花旗参常规服用（花旗参 10 克，麦冬 10 克，五味子 5 克，精瘦肉或鸡肉 30 克，炖服，此为梁师惯用益气固阴之食疗方），长服以巩固疗效。并嘱注意饮食起居调养。随访至今，即遇寒冬，亦未见复发。

【按语】本症由于久病年老体衰之躯，哮喘痼疾十年未愈，风寒之邪，深入肺俞，故久病反复，痰鸣喘促。故初用温肺散寒、豁痰平喘之剂，以祛标邪，邪退后本象表露，脾肾本虚，故改投温肾健脾纳气平喘以治本，并辅以益气固阴之食疗方药，使多年痼疾，悉除痊愈。故本病之关键在于抓住辨明标本缓急，有所侧重，而臻全功。

病例二：

胡某，女，34 岁，1992 年 4 月 12 日初诊。患者在 2 年前有支气管哮喘，在去年 3 月份，患重感冒后自觉体虚无力，稍劳动则心悸气喘，发作时需打针或服药才能好转。这次发作，在 3 天前夜间突然感到呼吸困难，逐渐加重，继则咳吐白沫痰液，心悸胸闷，不能进食，坐则尚能忍受，故已端坐两昼夜，未能入睡，面色紫暗，脉洪滑，舌紫如猪肝，体温 38℃，两肺布满干、湿性啰音。治宜补肾纳气，止咳平喘。处方：党参 15 克，云苓 15 克，白术 15 克，炙甘草 5 克，陈皮 5 克，山药 5 克，桔梗 12 克，炒扁豆 15 克，薏苡仁 5 克，莲子 15 克，黄芪 20 克，蛤蚧 1 条，海马 1 条，冬花 10 克，胆南星 10 克。

复诊：1992 年 4 月 18 日，服上方 6 剂后，体温退，气

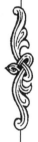

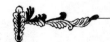

喘减，药已对症，嘱继续按上方服 7 剂。

三诊：1992 年 4 月 25 日服药后自觉胸部舒畅，喘息渐平，沉沉入睡，直睡至次日方醒，醒后喘平，脉转缓和，惟觉神疲乏力。此后服参苓白术散加黄芪、蛤蚧、海马调理至今。

【按语】患者支气管哮喘虽然只有两年，但因发作频繁，自去年 3 月份已有虚象出现，这次发作，其势更甚，心悸气急，不能平卧。这些症状都是肾虚不能纳气的表现。梁师抓住其脉象虽见洪滑，但这是一种假象，应舍脉从症，进行辨证，用大补肾气、纳气镇逆的方法取得了满意的疗效。

病例三：

岑某，男，48 岁，每逢天气稍寒，则哮喘发作，气喘痰多，不发热，胸胁发满，短气心悸，舌苔白滑，脉弦滑。曾用抗生素及中药化痰止咳、平喘之剂，症状不解。1991 年 10 月 24 日请梁师会诊。患者气喘痰稠，中医认为属痰饮所致，乃脾阳不振，水饮内停。治宜泻肺涤痰，健脾渗湿，补泻并施，用苓桂术甘汤合葶苈大枣泻肺汤加小陷胸汤。处方：云苓 15 克，桂枝 10 克，白术 15 克，炙甘草 10 克，葶苈子 5 克，大枣 15 克，车前子 15 克，黄连 10 克，瓜蒌仁 15 克，枇杷叶 15 克，牛蒡子 10 克，苏子 10 克。

复诊：前方服 6 剂后症状减轻，但仍气喘，倦怠，无汗恶寒，苔白，脉弦紧。治宜解表化饮，止咳平喘。处方：麻黄 5 克，桂枝 10 克，白芍 15 克，干姜 5 克，细辛 5 克，五味子 10 克，法半夏 12 克，炙甘草 5 克，蛤蚧 1 只，小海马 1 条，炒花椒 5 克。服 18 剂，诸症悉愈。

【按语】本例因脾阳不振，水饮内停，聚湿成痰，阻塞肺气，以致气喘痰多，虽用补泻之剂而病势减轻，据其恶

寒，苔白，脉弦紧，其病在表，乃风寒束表，正气闭塞，寒
饮内伏，上逆迫肺，而致气喘。治宜解表化饮、止咳平喘，
用小青龙汤加味。痰喘止，表亦解，诸症皆平。服药18剂
而获痊愈，说明必明其所因，才能治得其要。

中风后遗症治疗

梁师根据中医理论，认为中风后遗症的病位虽在脑，但
从脏腑辨证来说，与肝、肾、心、脾有关，在病理因素方面
与虚、风、痰、瘀四字有关，遣方用药，方能有的放矢，取
得疗效。

治半身不遂，宜养血祛风通络。临床上常用大秦艽汤加
参芪，方为：秦艽、羌活、独活、防风、川芎、白芷、细
辛、黄芩、生地、熟地、生石膏、当归、白芍、茯苓、白
术、炙甘草、党参、北芪。梁师以前人的经验加入自己个人
的体会，如借鉴《医学心悟》的"偏左佐以四物，偏右佐
以四君，左右俱病以八珍并虎骨胶丸"。陈修园氏认为："风
中血脉，偏左宜六君，盖左虽主血而非气以统之则不流；偏
右宜四物，盖右虽主气而非血以丽之则易散。二方俱加姜
汁、竹沥以行经络之痰；再加僵蚕、天麻、钩藤、羚羊角以
熄风活络；或加附子以固阴，肉桂以通阳，黄芪以胜风。"
陈氏的风解和《医学心悟》似有不同，其实益气养血、祛风
通络是治疗半身不遂的大法。大秦艽汤这一处方的配伍，兼
具上述两家的治疗原则，梁师还认为中风后遗症的偏瘫，四
肢不举或不收，皆属脾胃虚损之病。因脾胃居中焦，乃后天
之本，气血生化之源，气机升降之枢，脾胃健运则饮、食水
谷能化生精微，洒陈于六腑气至，和调于五脏血生，内而五

脏六腑，奇恒之府，外而四肢百骸，肌肉皮毛筋脉，皆得其养，形体始壮，神气乃昌，然或先天禀赋不足，或饮食饥饱失节，或形体劳倦内伤，或疾病失治误治，或病后失于调养，均可导致脾虚，甚则由虚至损。前人谓："凡中风肢体缓纵不收者，皆属阴阳气虚，用人参为首，附子、炙甘草、黄芪为佐，如缩短牵挛则以逐邪为主，仍用秦艽升麻汤。"《素问·痿论》又谓："论言治痿者，独取阳明，何也？曰：阳明者，五脏六腑之海，主润宗筋，宗筋主束骨而利机关也。"所谓独取阳明是指一般采用补益后天为治疗原则。既然脾虚是偏瘫主要矛盾，根据《内经》"虚则补之"、"损者益之"、"劳者温之"之旨，脾胃虚损，应以补脾益气为治。梁师在长期的临床实践中体会到，用大秦艽汤治疗偏瘫有效。但该方健脾补气之效果不明显，而加入参芪，益气健脾之力倍增，黄芪亦作黄耆，李时珍曰："耆，长也，黄耆色黄，为补药之长，故名。本药列为上品，主补丈夫虚损，五劳羸瘦。"张元素谓黄芪甘温纯阳，补诸虚不足，益元气壮脾胃。对中风后遗症的偏瘫，四肢不举或不收，以此方治疗效果甚佳。梁师吸取前人经验，融合自己的临床体会，以治痿者独取阳明之理论治疗中风后遗症的偏瘫，极具特色。至于风湿搏结于经脉之间，凝滞不散，致筋脉挛急，半身不遂，足痿无力，梁师常用舒筋活络保肝散治疗。方为：黄芪、当归身、威灵仙、木瓜、牛膝、天麻、防风、僵蚕、松节、五灵脂、川萆薢、续断、台乌、白芍、虎骨。如半身不遂兼血压增高，头晕头痛，梁师常用大秦艽汤合羚羊角钩藤汤治疗，常能收到满意的疗效。

治口眼㖞斜，梁师认为宜祛风通络，临床除选用牵正散加味或乌药顺气散外，善用外治法。桂枝60克，酒适量煎浓液，以布渍药汁趁热敷患处，喎右敷左，喎左敷右，效果很好。《医碥·中风》谓："风寒之邪，视诸经筋脉之虚而中之。左虚，则左寒筋脉急引而喎斜；右虚反此。以清阳汤，秦艽升麻汤散之。内有热者，宜加辛凉。患处宜灸，目斜灸承泣，口喎灸地仓，不效，更灸人迎、颊车。若纯是内风火邪而喎斜者，则为热灼，筋枯短缩，与寒而收者相反，不可灸，亦不能用温散之药，须苦寒降火，有用承气汤，下之可愈者是也。通用牵正散：白附子、僵蚕、全蝎等分为末，每二钱，酒调服。外捣蓖麻子一两，每片三分为膏。寒月加干姜、附子各一钱，右喎贴左，左喎贴右。"梁师之所以选用牵正散，乃方中的白附子辛散，善治头面之风；僵蚕化痰，能驱络中之风；全蝎又为熄风镇痉之要药，三者合用，力专效著。对阳明内蓄痰浊，太阴外中于风，致使阴阳偏颇，经隧不利，而为口眼喎斜、口目眴动等症，本方有祛风化痰、直达病所之功效。乌药顺气散，乃乌药通调逆气，麻黄、桔梗宣通肺气，川芎、白芷和血气而散风。气滞就会生痰，所以用陈皮、枳壳理气化痰，僵蚕散结化痰而消风。炮干姜温经通阳，甘草和中泻火再加姜、枣调和营卫。因此本方不仅能调顺逆气，并且有消风化痰的作用，所以能治中气，也是梁师常用于治疗中风后遗症之口眼喎斜的理想方剂。

梁师治疗口噤语塞，常用通窍豁痰熄风之法。临床上除常用《医学心悟》的解语丹外，惯用益气熄风、逐邪通络的秦艽升麻汤。处方为：秦艽、白芷、防风、葛根、甘草、党参、桂枝、升麻、白芍、葱白。《医学心悟·中风门》有"不语……，若因痰迷心窍，当清心火，牛黄丸、神仙解语丹；若因风痰聚于脾经，当导痰涎，二陈汤加竹沥、姜汁，并用解语丹；若因肾经虚火上炎，当壮水为主，六味汤加远

志、石菖蒲；若因肾经虚寒厥逆，当益火之源，刘河间地黄饮子，或用虎骨胶丸加鹿茸。"中风后遗症之口噤语塞，亦有学者称之为风喑。风喑属心、脾、肾三经虚乏。因"心脉系舌本，脾脉连舌本，肾脉夹舌本"。三经脉虚，而舌为心苗，舌才能转，所以成喑，三脉无血以濡养，则舌失血荣，亦喑。故此梁师用《医学心悟》的解语丹，通窍豁痰熄风为治，常常收到满意的疗效，至于口噤语塞，脉浮缓，舌苔滑润，多因风痰上阻，经络与营卫失和。此时用秦艽升麻汤治疗，效果较好。

总之，养血祛风通络，是治疗中风后遗症用药的重点，开窍豁痰熄风又是不可缺少的一环。梁师根据多年的临床实践，探索出"中风后遗症要益气养血，健脾补肾，豁痰化瘀"的治疗原则，以此指导中风后遗症的临床选方用药，实为梁师治疗中风后遗症的宝贵经验。

病例一：

卢某，男，53 岁，1991 年 11 月 21 日初诊。

患者右侧肢体偏瘫，语言不清，头痛，血压偏高 2 月余，伴口干不欲饮，舌质嫩胖，苔腻浊，脉弦。证属脉络空虚，风邪入中，痰湿内停，治宜养血祛风通络，熄风开窍豁痰。处方：正羚羊骨 15 克，钩藤 15 克，天麻 10 克，防风 10 克，当归 10 克，丹参 15 克，熟地 15 克，秦艽 10 克，细辛 5 克，黄芩 10 克，白芷 0 克，石菖蒲 10 克，白芍 15 克，生石膏 30 克，羌独活各 10 克，川芎 5 克，云苓 10 克，白术 15 克，炙甘草 10 克，天竺黄 15 克。

12 月 15 日三诊，服前药 25 剂后，血压正常，头痛减轻，语言渐清，惟肢体仍不利。治守原意，前方减去石菖蒲，加党参 15 克，黄芪 20 克，小海马 1 只。另：中风回春

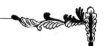

丸，每次服 18 粒，一日 3 次。

12 月 26 日五诊，诸恙好转，语言流利，能下床走动。治循原法，原方去天竺黄加杜仲 15 克，又以花旗参 15 克，丹参 15 克，田七 5 克，杜仲 15 克，隔日炖服作善后调理。

【按语】本例为中风 2 月后之后遗症，主要为右肢偏瘫伴语言謇涩，原起脉络空虚，风邪入中，兼痰湿内停。梁师治疗时采用大秦艽汤，以养血祛风为主方，配石菖蒲、天竺黄以开窍豁痰。三诊后考虑患者肢体仍活动不利，乃气血亏虚之体，无以荣筋脉，因而增加益气之人参、黄芪，再配以血肉有情之品小海马，故效果日显，而病趋向愈。

病例二：

唐某，男，33 岁，1992 年 9 月 17 日初诊。

患者平素体健，3 个月前一天午饭饮啤酒后自觉头痛，两天后出现嘴向左侧㖞斜，右眼不能闭合，伴头晕，舌质红，苔腻，六脉弦。此乃风痰上扰之中络证，治宜祛风化痰之乌药顺气散加味和外治法治之。

处方：

（1）乌药 15 克，陈皮 5 克，麻黄 10 克，川芎 10 克，白芷 10 克，桔梗 12 克，枳壳 12 克，僵蚕 10 克，炮姜 10 克，炙甘草 10 克，羚羊骨 10 克（先煎），天麻 10 克，生姜 3 片，大枣 15 克，6 剂内服。

（2）桂枝 60 克，生姜 5 片，生葱 5 条，煲水敷患处。

复诊：1992 年 8 月 23 日，服上方 6 剂后，症状减轻，药已对症，治守原意，守前方加生姜 5 片，生葱 5 条，独活 12 克。6 剂内服。继续外敷。

三诊：1992 年 9 月 29 日，药后病症减轻，口㖞斜已基本矫正，右眼已能闭合，舌脉同前，守前法加减。

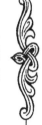

处方：乌药15克，白芷5克，天麻10克，姜炭6克，青皮5克，枳壳10克，桔梗10克，白僵蚕15克，防风10克，黄芪45克，白芍10克，木瓜25克，泽泻15克，羚羊骨10克，菊花10克，6剂内服。

四诊：1992年10月5日，药后诸症消失，口㖞斜已矫正，再拟上方7剂以巩固疗效。

【按语】本例乃风痰上扰之中络证，因饮酒嗜肥，脾失健运，则聚湿生痰，肝风夹痰浊横窜经络，阻滞气血运行，经络失养致使嘴向左侧㖞斜，右眼不能闭合。根据《医家四要·卒中风因有两端治分四中》"中络者，口眼㖞斜，肌肤不仁，宜用乌药顺气散"，故本例始终以此方治疗，不三十剂而愈。可见梁师运用古人经验是有实践依据的。

癫狂辨治一得

癫和狂，同属于精神失常的疾患。癫症的表现为沉默痴呆，喃喃自语，表情淡漠，苦闷，哭笑无常，有时不动不食，卧床不起；狂症的表现为喧扰狂躁，高声詈骂，甚或到处乱跑，登高而歌，弃衣裸体，不避亲疏，毁物伤人。癫症多静，而狂症多动，从实质上看，二者都同为一类疾病，并且癫和狂可以互相转化。在中医有"重阴者癫，重阳者狂"，"多喜为癫，多怒为狂"的临床分析，故又常癫狂合称。

癫和狂的病因，中医学认为多由于七情抑郁而来。张景岳云："凡平素无痰，而或以郁结，或以不遂，或以恐虑，或以疑贰，或以惊恐，而渐致痴呆，言词颠倒，举动不轻，或多汗，或善愁，其证则千奇百怪，无所不至，变易不常，此其逆气在心，或肝胆二经，气有不清而然。"梁师认为癫

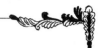

病应责在心、肝、脾三经之虚，大抵因为心神受扰，肝气不舒，致脾失运化，为痰气，为惊惧，为神气瞀乱，从此源源而来。至于狂病，多因悲愤不解，懊恼愤怒，伤肝化火，乘肝扰心，心窍昏蒙，神气逆乱所致。故狂病应责在肝、心、脾与包络四经之实。因为心藏神，肝主志，神志不得发越，郁而化火，心与肝火压迫阳明，阳明实火上扰包络。邪乘包络，则为神魂不守；邪乘于肝，则为横暴刚强，加以火郁痰生而病情更剧了。所以癫病为阴邪，而狂病为阳热也。

中医还认为癫狂与遗传有关，现代医学对本病的病因至今还不清楚，很可能是由多方面原因所造成。遗传的可能性是存在的，尤其是早年所受的挫折和打击对于发病具有重要的意义。可见中、西医对此病有共同的见解。

梁师指出癫与狂的脉象是：癫多沉细而狂多洪实，其实狂脉是三部俱盛的，指下必浮大滑数而长；癫脉是三部俱虚的，指下多软、濡而弱。如癫症而出现尺寸俱浮，直上直下，应注意为痰气内蒙，阴极化火的现象，病人或会出现一时性的狂躁。所以癫症忌沉细而狂症忌实大。

癫病或歌或哭，如醉如痴，表情冷漠，不饥不渴，甚至秽洁不知，神形不守。属于心气不扬，痰浊内蒙，脉必弦滑。治宜理心气，解郁结，安神豁痰为主，用梁师自拟的导痰汤：法半夏、陈皮、茯苓、甘草、胆南星、枳实、木香、石菖蒲、香附子，姜枣引。如病者形体壮实，先用控涎丹：甘遂、白芥子、大戟。涌出痰涎，然后用安神的药物调理。

癫病如果由于心气不畅，痰浊内蒙，久郁不解，肝火风痰上盛而发狂妄，称之为阴阳转化。可用导痰汤加减：黄连、黄芩、远志、石菖蒲、朱砂，沉香磨汁冲。服后俟狂躁缓解，则又出现言语失伦，失笑自语，呆立呆坐，这又属于

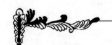

心气之虚，宜定志汤：人参、远志、茯苓、石菖蒲，加竹沥、姜汁冲，每天一服，药渣再煎，以情志渐渐安定为度。胸痛或膈间微痛的为兼有瘀血，宜加琥珀、郁金。

癫病除上述两种情况之外，它的主要证候是多静默而常昏瞀，神思不变，这又属于积忧积郁，病在心脾。三阴蔽而不宣，故气郁痰迷，神志混乱。据梁师的经验，如病者静默中时出现躁动，旋即停止，这仍属心脾包络之热，又属虚中夹实，可先用滚痰丸以开痰壅，再服牛黄清心丸以泄火郁，然后再用养神通志的归脾汤去当归之滋腻，加龙骨、牡蛎、石菖蒲、五味子作煎剂。或用枕中丹：炙龟板、煅龙骨、远志、石菖蒲。研细末，以水泛丸，每次服6~10克，睡前开水送下。又癫病日久，有心气不足，神不守舍的；有大病之后，心虚神散，元气怯弱的；有年久癫疾，气血俱耗的；有愈而复发，作时无常的，俱宜归神丹：炒酸枣仁、茯苓、人参、朱砂、当归各60克，琥珀、远志、龙齿各30克，共为末，酒糊为小丸，如绿豆大，金箔为衣，每服6~10克，麦冬汤下，如多梦，以炒酸枣仁汤下。常服久服，以谋巩固。

狂症发作，先见性情躁动，头痛失眠，病起急骤，两目怒视，面红睛赤，妄言妄行，甚至弃衣而走，歌笑高呼，并能不食数日，不知饥饿，脉多弦大滑数。中医学认为病属阳明胃实，多由郁怒悲愤，伤肝化火，干扰包络。有的大怒，善惊善呼，狂言詈骂；有的大喜，多食善笑，如见怪异；有的大怒，兴奋喜怒，畏人与火。这一连串的症状又必多有痰热。阴明胃实而兼痰热，治疗宜清胃泄火，安络涤痰，用梁师自拟的二阳煎：黄连、礞石、大黄、龙胆草、石决明、远志、石菖蒲、栀子、青黛、风化硝（冲）、胆南星、地龙。

此方泄二阳之实火，涤包络之痰热。梁师施用多年，效

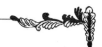

果甚好，俟病人实火缓解，痰热渐化之后，用生铁落饮：生铁落、天冬、麦冬、川贝母、胆南星、钩藤、橘红、远志、石菖蒲、连翘、茯苓、玄参、丹参、朱砂。连服数十剂。便秘可送服滚痰丸，务求巩固疗效。不可认为神志已较安静而停药，更不要妄用温燥之剂以补益。

狂病日久，病人会感到精疲力尽而似乎自行敛静的，其实病邪未退，这是久病阴伤，心血虚耗，症状多见消瘦，眼光炯动面红，多言善惊，显正虚邪恋、心神渐耗而虚火上扰之象，脉多细数。治疗必须辨证论治，如上焦实热的折之，用生铁落饮；阳明实火仍存在的下之，用当归承气汤：当归、大黄、甘草、芒硝。中焦有热的用凉膈散调之。《内经》又谓："喜乐无极则伤魄，魄伤则狂，狂者意不存，当以恐胜之。"可用清神汤以凉心之阴。处方：黄连、茯苓、柏子仁、远志、石菖蒲、甘草、炒酸枣仁、竹沥。肺虚喘乏加沙参，胃虚少食加人参，肝虚惊热加羚羊粉。如病久为汤药所误，神出舍虚，阳气不足，非大剂独参汤加姜汁、竹沥填补其神，不能应效。此外，狂病安静，病稍痊可，必用巩固的方药使不再发作。《本事方》茯苓丸的效果最好。处方：朱砂、石菖蒲、人参、远志、茯苓、真铁粉、法半夏、制胆南星，加麦冬、甘草等份为小丸，如绿豆大，朱砂为衣。每服3克，渐增至10克，夜卧时生姜汤送服，良验。

《内经》描述癫狂的症状非常形象，它概括了现代医学精神病的分型。如"狂之为病，先自悲也，善忘，善怒，善恐，少卧，少饥"。这有近于狂躁和抑郁症状的描述。"已而自高贤也，自辨智也，自尊贵也，善咒骂，日夜不休，又好歌乐，妄行不休"。这有近于幻觉妄想型症状的描述。而治疗的方法，历代医家皆本《内经》之旨，认为重阴则癫，重

阳则狂。以癫为心病，狂为肝病，因而用药的原则就各有专长。惟刘河间氏排众议，认为癫狂俱是热病，而重阴之说非是。梁师对于这一说法认为癫为五脏不足之阴，狂为六腑有余之阳。必须补不足损有余方是正治，补不足之阴的方剂有归脾汤、养心汤、归神丹；损有余之阳的方剂有黄连解毒汤加姜汁、竹沥，谓胃承气汤，滚痰丸，二阳煎。只要认定本证的属阴属阳，然后再辨其是否兼夹有痰热之象，细心体会，中医的治法还是非常可靠的。

狂病经久不愈，其狂如故的，又多为痰实，梁师经治的病例中，亦尝用涌吐法，涌吐出痰涎，用《金匮》瓜蒂散，量人体虚实，热米饮调服 3~6 克，大吐之后，病自缓解，可连用三四次，然后以茯苓丸巩固之。如病者体质太弱，不任呕吐而又必须豁痰者，可以改用白金丸治疗。处方：郁金 210 克，明白矾 90 克，共为极细末，米糊为小丸，如梧桐子大，每服 6 丸，开水不拘时服。中医认为，癫狂病之属于痰迷心窍者，此药能大祛痰浊。有些中医学者对于治癫狂，认为病因属于血瘀。如王清任氏的癫狂梦醒汤：桃仁、柴胡、香附、木通、赤芍、法半夏、青皮、陈皮、桑白皮、苏子、甘草。水煎服，逐去血瘀则病人自安。

妇人月经适期，热入血室，发狂，有近于现代医学的感染性精神病，亦属血瘀，然不是癫狂的本病，前人用小柴胡必加入桃仁、红花、苏子、远志、茜草根，以平肝凉血化瘀。这又是治癫狂的另一法门，故附载于此。

当未有巴比妥类和其他镇静安眠药面世时，治疗精神分裂症，中医学的镇静剂有朱砂散：朱砂 30 克，炒酸枣仁、乳香各 15 克，研为细末，温酒调下，恣饮尽醉，令病人安睡，慎勿惊醒。本方对于幻觉妄想，呈虚性兴奋的病人，会

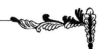

有一定的效果。《十便》还记载有朱麝酒方：成块好朱砂，麝香适量，研细末，用无灰酒调匀入瓦瓶中，糠头火外慢烧一小时，随患者量，恣饮令醉睡，以厚衣被盖覆，令出汗，醒后病若失。《证治准绳》治阳厥气逆，多怒而狂，有祛风一醉散：朱砂50克，曼陀罗花6克。共为极细末，每服3克，温酒调下，若醉便卧，留家人观察，勿惊醒，醒后病自消。

病例一：

罗某，女，21岁，1991年9月25日初诊。患者在初中读书时，由于功课紧张，突然失眠，精神恍惚，两目上视，容易发脾气，1987年至今长期服西药，舌红，苔黄，脉弦数。属少女青春期综合征（精神分裂症）。治宜清肝泻火，熄风开窍。

处方：黄连10克，黄芩10克，柴胡10克，玄参10克，甘草10克，板蓝根10克，竹叶10克，连翘15克，栀子10克，生地15克，龙胆草12克，车前子10克，泽泻15克，水牛角15克，丹皮12克，石膏15克，寒水石15克，滑石15克，郁金10克，地龙10克。28剂。

1991年10月22日复诊，药后症状好转，少发脾气，舌红，苔白，脉弦。继续以清热泻火、熄风、开窍、豁痰治疗。

处方：大黄10克，礞石30克，龙胆草15克，栀子15克，黄芩15克，柴胡15克，生地15克，车前子15克，泽泻5克，木通10克，滑石15克，水牛角10克，丹皮10克，麦冬15克，竹茹15克，竹叶10克，莲子心5克，灯心花5扎，地龙15克，寒水石15克，石膏30克，再进21剂，精神安定，夜能入睡，胃纳增多，舌红，少苔，脉沉

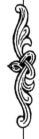

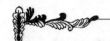

细。因病久心脾受累，故以天王补心丹去当归加白芍、延胡索、龙骨，调治半年告愈。随访一年未见再发。

【按语】本例患者，因功课紧张，思虑不解，肝郁及脾，致脾运不健，郁而生痰，痰气郁结，日久化热。梁师根据此证，抓住气郁化火的重点，用龙胆泻肝汤加减，清热泻火，礞石滚痰丸开窍豁痰，水牛角、地龙清热镇惊，服第一次药后，症状好转。再诊加竹叶、莲子心、灯心花清热除烦之品，患者病已好八九，乃予天王补心丹去当归加味，养心安神镇潜以善后。

病例二：

林某，男，25岁，农民。1978年12月5日初诊。

患者病起急骤，两目怒视，面红睛赤，妄言妄行，甚至弃衣而走，歌笑高呼，并能不食数日，不知饥饿，脉多弦大滑数。中医学认为病属阳明胃实，治疗宜清胃泻火，安络涤痰，用梁师自拟的二阳煎：黄连10克，金礞石30克，大黄10克，龙胆草15克，栀子15克，青黛5克，风化硝（冲）10克，制南星10克，地龙10克，石菖蒲12克，远志5克，石决明30克，嘱患者服10剂。

患者服药后复诊，症状好转。继以上方去大黄、风化硝、金礞石，加淡竹叶15克，川贝母10克，麦冬10克。连服15剂，症状消失，如常人。

【按语】本病乃狂证，属阳明胃实，多由郁怒悲愤，伤肝化火，干扰包络。《素问·脉要精微论篇》曰："衣被不敛，言语善恶，不避亲疏者，此神明也。"治疗宜清胃泄火，安络涤痰，投以梁师的自拟方二阳煎，此方泻二阳之实热，涤包络之痰热，梁师运用多年，效果极好。

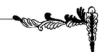

血证治疗探骊

血证就是血动或血损而成为出血证、瘀血证、血虚证三种。它的病理成因，多由于火邪内发，但也有因气不足，使血无所依存而出血的。此外七情所伤，劳倦阴虚，以致跌打损伤脉络，均足以导致本病。《景岳全书》说得最好，它说："血本阴精，不宜动也，而动则为病。血主营气，不宜损也，而损则为病。盖动者多由于火，火盛则迫血妄行，损者多由于气，气伤则血无以存。故有以七情而伤火者，有以七情而伤气者，有以劳倦色欲而动火者，有以劳倦色欲而伤阴者，或外邪不解而热郁于经，或纵饮不节而火动于胃，或中气虚寒，则不能收摄而注陷于下，或阴盛格阳，则火不归原而泛溢于上，是皆动血之因也。妄行于上，故见于七窍；流注于下，则出于二阴；或瘀壅于经络，则发为痈疽脓血；或郁于脏腑，则留为血块症；或乘风热，则为斑为疹；或滞阴寒，则为痛为痹，此皆血病之证也。"梁师认为：血之妄行，未有不因热之所发，所谓阳邪暴入于阴分，血得热则流散。即如血虚、贫血亦多因热迫经久，然后变为阴虚。不过，要知道的是血证病久，就会有虚有实，有热有寒。因为血虚则阳盛，阳盛则火动，火动就会迫血上行，越出诸窍而成为吐血、呕血、七窍出血等证；如果是血中有热，阳气陷入阴中，血因热而随气下降，而为便血、尿血、崩漏下血等证；血寒则凝于脏腑之间，而为积聚症状，血实则灼于皮肤之间而为斑瘀痈毒。

梁师又认为：凡失血的脉象，多为洪大无力，这即是芤脉之象。因为阴血既亏，阳无所依附而浮散于外，所以多见

这种现象。

失血的脉象，宜沉细濡弱，或沉浮和缓，或洪大而数，或浮沉滑数，或虚数；或暴吐暴脱而六脉俱伏，这是脉与病合，则为易治。如果血证而出现浮芤、浮革，或浮沉皆涩，或结或短，这是脉属虚而病属重，则考虑为难治。不过治得其宜，病亦容易痊愈。

《得效方》谓："诸见血身热脉大者为难治，是火邪胜也；身凉脉静者，易治，是正气复也。"的确，失血的脉象，宜沉细缓和而不宜浮大、实大。《崔氏脉诀》云："诸证失血，皆见芤脉，随其上下，以验所出。""大凡失血，脉象沉细，若见浮大，后必难治。"这些理论可以作为论治血证脉象的参考。

血病的证候，多以出血部位或脏腑来划分，如随咳嗽痰沫而出的为肺系出血，如随食物呕吐而出的为胃出血，随大小便而出的为便血、尿血，由鼻孔流出的为衄血。女子月经异常，血量过多的或渗出不止的为崩中或漏下。此外还有齿龈、耳、目、皮肤、皮下等处出血的血瘀和血虚，其临床症状和出血部位各有不同，病因病机亦各异。

1. 吐血：血从胃而来，一吐则倾盆盈碗，或鲜红色中带有紫黑色血块。亦有血随呕吐从口中呕出，血色紫黯，带有食物残渣者，又称为呕血。临床上吐血和呕血常并称，治疗可不必区分。前人谓："吐血出于胃络者，盖以阳明多血多气也。"又谓："阳络伤，血从上溢。"如果按照现代医学来理解，吐血、呕血，多为消化道大出血。它的主要原因是胃或十二指肠溃疡、胃食管静脉曲张和胃炎。此外，裂孔疝、胃食管撕裂综合征、阿斯匹林等致溃疡异物引起的出血性胃炎或消化道下部病变，均可能引起吐血或呕血，如按内科保

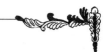

守治疗，则中医的辨证施治有一定的疗效。

吐血一证的发生，多由于胃中积热，或肝郁化火，逆乘于胃，而致胃络受伤。

胃中积热的吐血，多为鲜红或紫黯，夹有食物残渣。未吐之前，脘腹胀满，甚则作痛；既吐之后，则又似胸膈虚空。患者多口臭、便秘，或大便色黑如柏油状。舌红，苔黄腻，脉滑数。治宜清理胃气，化瘀安络，宜犀角地黄汤加味治之：犀角（用水牛角代）、生地、白芍、丹皮、桃仁、橘红、大黄、茜草根、白茅根汁、药墨。送服十灰散：大蓟、小蓟、侧柏叶、荷叶、茜草根、白茅根、栀子、丹皮、大黄、棕衣。烧存性，研为细末，备用。

肝郁化火，逆乘于胃的吐血，兼口苦胁痛，烦躁不安，少寐多梦，舌红而干，脉数多弦，宜解血平气汤：白芍、当归、荆芥炭、柴胡、红花、炒栀子、青黛。对解血平气汤治肝火犯胃《石室秘录》云："人有大怒而吐血者，或倾盆而出，或冲口而来，一时昏晕，上方甚效。"据梁师的经验，治吐血无论其为胃中积热还是肝火犯胃，均宜用梁师自拟的生地黄散：生地 20 克，阿胶 20 克，甘草 20 克，黄芩 20 克，侧柏叶 20 克，田七 20 克，犀角屑 1.5 克（用水牛角代），大小蓟各 20 克。上药研为细末，瓶贮备用，每次服 10 克。或兼用红蓝花饮：红蓝花、伏龙肝、水牛角、竹茹、白茅根、麦冬。清水煎好，冲服生地黄散，如无生地黄散，可用血余炭 3 克研细冲服。

吐血的证候，如果吐久不止，必转为内虚寒而外假热，则可用《千金》当归汤：当归、黄芩、干姜、白芍、阿胶。仍可送服十灰散。若血色瘀晦如污泥，这是阳不制阴，宜用花蕊石散以温散：花蕊石，火煅存性研细末，每服 3～5 克，

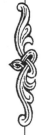

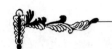

开水下。

　　吐血后身体必然虚怯，由于失血既多，虚羸昏倦，精神怯弱，必须善于护理，当悉心调摄。用梁师自拟的补血安冲汤：人参、黄芪、炙甘草、白及、百合、当归、生熟地、白芍、丹皮、阿胶、荆芥穗、鹿角胶。吐血，易致休克，倦怠昏愦，面色惨白，懒于言动，必须浓煎理中汤（人参、甘草、干姜、白术）。前人所谓血脱补气，以防气脱，这一点是很重要的。吐血，呕血，一时未查明原因，必须先用独参汤以防血脱，这一措施也很重要。

　　《养生必用》说过："理中汤，能止伤胃吐血，以其功最理中脘，分利阴阳，安定血脉。"梁师认为吐血而四肢冷，面色苍白，气寒，在辨证准确时，理中汤的回阳救逆止血，是很合理的，如果投以犀角地黄汤当然不对。所以《养生必用》还介绍说："凡吐血须煎干姜甘草汤服，或四物理中汤亦可。"干姜甘草汤治阴乘于阳，是的确有效的。《妇人良方》还说："男女诸虚，出血胃寒，不能引气归元，无以收约其血，甘草干姜汤绝妙。"朱震亨氏云："治男子妇人吐红之疾，盖是久病，或作急劳，损其荣卫，壅滞气上，血之妄行所致，若投以藕汁生地黄等凉剂治之，必速其死。每遇患者，用药甚简，炙甘草、炮干姜等分为末，每服二钱，水一中盏，煎至五七沸，带热呷，空心，和其气血营卫，自然安痊，不可不知。"吐血必须辨证施治，胃大热投以温中，胃大寒投以阴凝，都是不对的，所以在这里指出，供临床运用时参考。

　　梁师对于血证的治疗经验，认为治疗吐血必须辨寒热。如七情妄动，形体疲劳，相火相迫致血妄行，洪大脉则为热，必兼口干便涩，宜用凉药。如果气虚夹寒，阴阳不相为

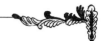

守，血亦妄动，但病人必有虚寒之状，所谓阳虚阴必走而不守。更细验血色，必瘀晦不稠（它与火热上迫，妄行吐血的血块颜色浓厚紫赤不同），不宜用凉药，宜理中汤加肉桂收摄。大凡血色暗晦不鲜，无论上吐下泄，俱当考虑用温热之剂，温理中气，切禁寒凉。因气而发的还可加木香、乌药；或饮食伤胃，逆上吐衄，可以加木香、砂仁、山楂炭、神曲炭。失血之后，或血虚，病者烦渴躁热不宁，五心烦乱，则又宜圣愈汤：生地、熟地、人参、当归、黄芪。至于上膈壅热，胸腹满痛，脉洪大弦长，按之有力，精神不倦，或血色紫黑成块，可用梁师的抽薪饮：当归、荆芥、滑石、大黄、丹皮、阿胶、元明粉、艾叶、侧柏叶。从大便导之。所谓炎火沸腾，治之以降火下行为首务，这是釜底抽薪的好方法。

暑天吐血，口渴面垢，头晕，干呕，宜用五苓散加麦冬、五味子，藕汁冲服。

饮酒过多，伤胃吐血，宜六君子汤加砂仁、香附、葛根，或用新订紫草茸汤：紫草、白术、麦冬、藕汁、水牛角、泽泻、丹皮、甘草。劳心太过，吐血不止，可用归脾汤加阿胶、麦冬调养。

梁师用独参汤的经验是：凡脱血必须用大剂人参益气以固血，尤其是血色鲜红，或略兼紫块的更宜用之。若血色晦淡，与血寒而不得归经，须以独参汤加入炮姜、干姜，或大剂理中汤用人参为主。尺部脉弦，又宜用大剂六味地黄汤加肉桂以引血归元。或用肉桂为末和独参汤内服亦可。

2. 咳血：因咳而见血，血由肺而来，或干咳，或痰中见有红丝血点，气急喘促，或纯为鲜血间夹痰沫。亦有不咳而咯出的，又称为唾血、咯血，它的治疗与咳血同。临床常因肺阴不足，或由肺燥，火逆伤肺，致血随痰出。亦

有因肝火犯肺，致使肺络损伤，以致咳血者。在现代医学中，支气管扩张，咯血可占 50% 的病例，偶尔还很严重。甚至在结核病时，继发性支气管扩张也是出血的主要原因。咯血可以是唯一的症状。肺结核、支气管肺癌等亦常伴有咳血，胸部的 X 线检查确诊是最低的要求，可以用中医治咯血的方法辨证治疗。此外，风热伤肺致咳血，在治疗过程中宜审因论治。

肺燥咳血，多为风热灼伤肺络，咳则血随痰出，口干鼻燥，间有身热而脉浮数，治宜桑杏汤，以清热润肺止血：桑叶、杏仁、沙参、梨皮、淡豆豉、栀子、川贝母，加白茅根花、丹皮、茜草同煎服。

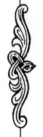

如为肺阴不足，必有虚劳病史，治宜清金壮水，润肺止嗽，用六味地黄汤加麦冬、五味子、阿胶、百合、川贝母、紫菀、款冬花，或用固本丹（生地、熟地、沙参、天冬、麦冬）。集灵膏亦可选用（天冬、麦冬、人参、枸杞子）。便难加当归，便溏加白术，脾虚而大便不实的用琼玉膏（生地、茯苓、琥珀、人参、沉香）。血止之后，胃虚少食，气息不续的，亦可用琼玉膏，或用梁师自拟的清金宁嗽汤：生地、人参、阿胶、甘草、当归、黄芪、五味子、白芍、紫菀。如果劳嗽吐血，上热下寒，宜四味鹿茸丸：鹿茸、当归、生熟地、五味子。或用《济生》鹿茸丸：鹿茸 10 克，附子 15 克，巴戟天 25 克，石斛 25 克，川楝子 15 克，杜仲 15 克，沉香 15 克，炒牛膝 20 克，五味子 15 克，泽泻 15 克。上方可加黄连 10 克，共为细末，炼蜜为小丸。每服 10 克，淡盐汤送服。肺结核患者，面色㿠白，潮热，咯血，上方有良效。

肺结核咯血，有时不一定咳嗽而血亦咯出，或成小块，

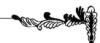

见血点。有些病人常咯两三口即止。这大都是虚劳病久，阴火迫血上行。在未有抗结核菌的异烟肼与利福平等药物问世的时候，中医的治疗初起宜紫菀汤（紫菀、麦冬、炒枣仁、丹皮、云苓、山药、白芍、川贝母），以清手足少阴厥阴诸经之火，后以六味地黄汤加牛膝滋补肾阴以安血，《万病回春》则用清咯汤（法半夏、陈皮、阿胶、肉桂、桔梗、栀子、知母、云苓、甘草、川贝母、生地、桑白皮、杏仁）。

虚劳患者每因肝火偏旺，脉络壅滞，性情烦躁易怒，咳则胸胁痛，不寐多梦，舌质红，脉弦数。治疗必须清肺平肝，梁师常用自拟的泻青和络汤：参三七、丹皮、藕节、煅鹅管石、生地、桑白皮、青黛、蛤粉炒阿胶、甘草、麦冬。肺结核空洞形成以后，常因肝火上逆而致大量咯血，先见恶心，然后血杂痰出，它在中医诊断中有三种原因：

①由于暴怒，火逆伤肝，胸胁疼痛，甚则厥逆，脉左关必旺，或两手俱弦数，宜平肝火，用柴胡疏肝散，或龙荟丸：龙胆草15克，芦荟15克，当归15克，栀子15克，木香10克，黄连10克，黄芩10克，麝香5克。共为极细末，水泛为小丸，备用。亦有去麝香加大黄末（冲服），改为煎剂的。

②属于疲极劳累或奔驰与暴力之后伤肝，症见遍身疼痛，或发热，宜犀角地黄汤加当归、桃仁、肉桂。

③属于阴虚既久，房事不节，致肝不藏血，症见面赤足冷，烦躁口渴，宜生脉散合八味丸去附子加五味子。此外，郁结伤肝，肝不藏血致咳血的，宜疏肝止血，用越鞠丸加丹皮、当归尾、赤芍或韭汁。

大抵凡治咳血，必先止血，然后再谋根治的方法。据经验，先吐痰，后见血是积热，用清肺汤：云苓、陈皮、当

归、生地、白芍、天冬、麦冬、栀子、黄芩、阿胶、紫菀、桑白皮。

先咳血后见痰，是阴虚，用清火滋阴汤：天冬、麦冬、生地、山药、赤芍、黄连、栀子、山茱萸、丹皮、泽泻、甘草。

如果系瘀血而致咳血，必先胸痛，血色必紫，或黑而成块。脉必为涩象，用四物汤加醋炒大黄、桃仁、丹皮、香附，止血的效果是很好的。中医对于出血证的理论有："凡出血，无论衄血出于经，咳血出于心，嗽血出于肺，吐血出于胃，咯血出于肾，呕血出于肝，唾血出于脾，但以色紫黑者为瘀积久血，色鲜红者为暴伤鲜血，色清淡为气虚夹痰。"这些理论，对于加减用药，有一定参考价值。

3. 尿血：指小便中混有血液，或尿色鲜红如血并伴有血块，多无疼痛感觉。尿血证和血淋不同，血淋多见于现代医学的肾结石，中医称为石淋或血淋证。它属五淋之一。而尿血症则无疼痛感，肉眼可见到尿色如血状。《诸病源候论》称："心主于血，与小肠合，若心家有热，结于小肠，故小便血也。"《太平圣惠方》说过："夫尿血者，是膀胱有客热，血渗于脬故也。"按照现代医学，肉眼能见到的血尿，多为急性肾小球肾炎、肾结石、膀胱结石、肾盂和输尿管的肿瘤等。如果出现血尿而对症治疗，用中医的止血尿药，常能达到止血的目的。

中医学认为，小便出血，主热，并认为心移热于小肠则小便出血。所以，小便出血可以分为心火下移、火旺阴亏和肾气虚不能固摄三个类型。

所谓心火下移，小便出血，有灼热感觉，口苦，发热，心烦，舌尖红，脉数，用清肠汤：当归、生地、栀子、黄

连、赤芍、黄柏、瞿麦、云苓、木通、萹蓄、麦冬、知母。或梁师自拟的加味导赤散：生地、竹叶、甘草梢、木通、茜草根、车前子、白茅根、瞿麦、滑石、灯心草。如果火旺阴亏，多为肾阴不足，下焦热结，血随尿出，脉必洪数无力，治当壮水以制阳光，用六味地黄丸加生牛膝、黄柏治之。如果肾气虚不能摄血用玉屑膏最妙：人参10克，黄芪30克，花蕊石30克煅存性。研细末，以蜜糖水冲服3～5克，日服3～4次。如果小便纯为血液，血下则凝，亦无痛处，病人自觉短气，日见羸瘦，胃纳弱，这亦为阳气不固，阴无所守。宜梁师自拟的鹿茸丸：炙鹿茸、当归、生地、冬葵子、菟丝子、蒲黄炭、阿胶、血余炭等份，研为极细末，蜜为小丸如绿豆大，每服3克，食后盐汤送下。据梁师的经验，凡小便出血，久治未愈，鹿茸最佳。

4. 便血：指血从大便时下出，或在大便前后下出。刘河间氏谓："阴络伤则血内溢，内溢则下血，如肠风，脏毒，肠澼是也。"中医对于便血时所表现的症状不同而名称各异。但究其成因，则不外为湿热下注损伤阴络；或脾不统血，血从内溢；或痔患破裂，射血如线。张景岳氏认为："大便下血，多由肠胃之火也。故于火证之外，则有脾胃阳虚而不能统血者，有气陷而血亦陷者，有病久滑泄而血因以动者，有风邪结于阴分而为便血者，大都有火者，多因血热，无火者多因虚滑。"的确，治疗便血，要分有火与无火，如肠风，如脏毒为有火；如肠澼，为无火而属虚滑。至于痔裂出血如线，肌裂出血，则应当确诊后加以治疗。

从现代医学来分析，慢性非特异性溃疡性结肠炎，常出现血性腹泻，伴下腹绞痛，近于中医所说的肠风。憩室形成和憩室炎，粪便亦常带血，热性的有近于湿热下注；虚性的

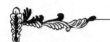

有近于肠风。结肠与直肠息肉下血，近于虚滑或脾不统血而下血。而结肠癌或直肠癌的下血证候，则有近于脏毒、肠澼。这些疾患都可以按便血来辨证治疗。

①肠风：初起下血，清而色鲜，四射如溅，这是风性使然，多由于胃经积热，郁久生风，风能动血，所以下血多在粪前，前人又名之为近血，可用刘河间的四物槐花散（川芎、当归、生地、赤芍、槟榔、枳实、槐花、黄芩），以清泻风热；或用柏叶汤（侧柏叶、槐花、生地、枳壳、地榆、乌梅、当归、黄连、荆芥、甘草）；或者先用泻青丸一二剂，后用消遥散加酒炒黄连、防风、乌梅；体虚而肠风便血，风冷乘虚，入客肠胃，肠鸣扭痛，下瘀血，日夜无度，则可用胃风汤（人参、云苓、川芎、肉桂心、当归、白芍、粳米。一方去川芎，加牡蛎。有热加柴胡）治疗。

②脏毒：下血久血而浊色暗，下如鱼肠，如豆汁，这是大肠积热生湿，下血又必在粪后，又称为远血。可用四物汤加木通、黄连，以泻湿热。或用解毒汤：黄连、黄芩、黄柏、阿胶、细辛、连翘、甘草、栀子、槐花。用槐花散亦可：槐花、防风、升麻、黄芩、地榆、当归、生地、赤芍、枳壳、阿胶、侧柏叶。脉实，便秘，来势盛的，则兼服脏连丸（黄连、猪肠、韭菜同煮烂，捣为丸，每次服3~5克）。

③肠澼：由湿热盛，水谷与血另作一派疴出，四散如筛，有力远射，宜凉血地黄汤：黄柏、知母、青皮、槐角子、熟地、当归。如果小便涩，脐下闷疼，或下而里急后重，则可加大黄、槟榔。如里急后重仍不去，则又当先泻下，可加大黄、木香、槟榔、元明粉。肠澼下血，胃虚而不欲食，发热烦渴，宜补中益气汤加阿胶、地榆、槐花、椿皮治之。

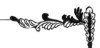

梁师对于便血的治疗，必先分虚实与寒热。凡属热毒内炽，下如豆汁兼紫黑瘀血的，多为醇酒厚味所酿之湿热。脉细有寒的，拟除湿防风汤：防风、苍术、白术、茯苓、荆芥、栀子，生姜引；脉络有热的，去苍术、白术，加黄连、当归、甘草、地榆。凡下血久不止，面色萎黄，下元虚惫的，用四君子汤加黄芪、当归、白芍，或加入断红丸（侧柏叶、续断、鹿角霜），同煎服。虚之甚，十全大补汤去川芎、茯苓，加防风；如为冷中寒，或杂食生冷，血为寒气凝滞而下，必兼腹痛而血色晦淡，则可用附子理中汤倍用炮姜加酒炒黄连，此法止血是很妙的。又肺与大肠相表里，凡大便下血用清肺饮子：当归、川芎、生地、白芍、黄连、黄芩、黄柏、栀子、地榆、槐角、侧柏叶、阿胶。

这一方是梁师常用的通治便血的处方。腹胀加陈皮，气虚加党参、白术、木香，肠风加荆芥，气下陷加升麻，虚寒去阿胶加炮姜，常获得止血的良效。

5. 衄血：凡鼻、齿、耳、眼、舌、皮肤等处发生出血的，称为衄血，衄血不因外伤，是由于血不循经，上溢清窍，渗于肌肤而致出血。所以中医学中有鼻衄、齿衄、耳衄、眼衄、舌衄以及肌衄等名称。

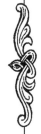

鼻为肺窍，舌为心窍，眼为肝窍，耳为肾窍，皮肌肤肉则属脾肺所主司；齿龈虽然系骨之余，但亦统属脾肺肾而归胃络。所以诸病衄血，无不与肺胃热盛，迫血妄行，或肝肾阴虚，心火上扰，损伤脉络有关，致血不循常道而成本证。

临床上以鼻衄、齿衄为最常见，但都其来有渐，不能忽视。治疗必须察其致衄的原因，予以辨证施治。不要以为病轻而忽略它。《医学真传》说得最好："夫衄血之病，虽属平常，若出而不止，阴阳离脱，亦有死者，临病施治，常须

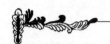

识此，不可忽也。"可见前人对于衄血的治疗，是非常重视的。

①鼻血：是血从鼻流出，中医所谓"血从经络出而行乎清道"，指的就是鼻衄症。"伤寒"亦常致鼻衄，这属于热在表；杂病亦致鼻衄，多为热在里。肺开窍于鼻，经络热甚，阳气壅重，迫血妄行而出于鼻，治疗是最忌发散的。

凡鼻血暴出不止的，多由火热乘肺所致，宜以犀角地黄汤加黄芩、侧柏叶、藕节、白茅根花治之；若七情所伤，喜怒不节，无论是何经络，并宜白茅根花煎汤调止衄散：黄芪、当归、茯苓、白芍、生地、阿胶；或四物汤用生地加水牛角、沉香、丹皮；若劳役或撞击跌仆，血渗流不止，或撞击跌仆伤后，鼻血时时渗流，宜清衄汤：当归、生地、黄芩、栀子、藕节、甘草、赤芍、黄连、香附、桔梗、侧柏叶。

对于鼻衄血，梁师的经验是先分别它的轻重：衄血觉热的，系阳明络脉之血热郁而妄行，属于轻症，治须凉血滋阴，犀角地黄汤加郁金、茶叶，或六味地黄汤加茜草根、藕节便可以止住了；衄血觉冷的，系阳明经脉之血，属于重症，当温经助阳，必须以止衄散治疗。

实热鼻衄，大便秘结，必须泻下，宜调胃承气汤加生地。鼻衄久而不止，有热在下焦血分的，有每月衄三四次的，又有在洗脸时衄血不止的，并宜白茅根花煎汤下止衄散。

鼻血大出不止，面浮肿的，宜苏子降气汤，使血随气下，得力全在肉桂。凡久衄不止，须加气分药，如木香、香附之类。如为头风致鼻衄血，血渗不止的，用梁师自拟的芎草附茶汤：川芎、炙甘草、香附、细茶。

衄血口鼻俱出的为积劳伤脾，归脾汤煎好后冲入藕汁，冷服，即可。至于鼻咽肿瘤的鼻部衄血，脉实数，或坚劲，或急疾不调，皆难治。如脉虚大，头额痛甚，鼻流黄水者，不治。此外，任何反复发作或大量的鼻出血而无明确原因的病例，或鼻出血的致病原因诸如血液恶病质、高血压及出血性疾病的某些传染性疾病（风湿热、麻疹等），都必须确诊后，才能给予适当的治疗。

　　②齿龈衄：血从齿缝而出，或从齿龈中出，称为齿衄或龈衄，多见于现代医学的牙周病。齿衄又名牙宣。它的发病原因有三种：有风壅，有胃火，有肾虚。

　　风壅而致齿龈出血，症见齿龈微肿，或牵引作痛，宜消风散：羌活、防风、荆芥、川芎、厚朴、党参、茯苓、甘草、陈皮、僵蚕、蝉蜕、藿香，加犀角或水牛角、连翘。并可用青盐、藁本研细末外擦，以减压止血镇痛。

　　胃热而致牙宣的，牙痛而齿龈中出血如涌，齿不摇动，多为嗜酒或多食炙热辛辣刺激食物所致，并口臭不可近，宜清胃散：生地、当归、丹皮、升麻、黄连，并可加生石膏以降火。胃热甚的，并可用调胃承气汤泻下以直折胃热。

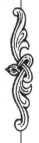

　　肾虚而齿衄，口不臭，齿龈摇动，血从齿缝中点滴渗流，如果兼隐隐作痛的，为风邪袭入肾经，宜盐汤送服小安肾丸：香附、制川乌、小茴香、花椒、熟地、川楝子等份，研末炼蜜为小丸，每服 10 克，淡盐汤下。本方亦可作煎剂。如齿衄不痛，又属肾虚有火，可用六味地黄汤加骨碎补煎服。

　　凡属齿衄出血，不论虚实，梁师的经验是均宜生竹茹 120 克，醋适量浸渍一夜，漱口。齿龈出血不止，百药不效的，可用乌梅去核取肉，杵为丸，口含津化，止血甚验。

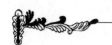

③舌衄：舌忽出血如泉，或点滴渗出，或忽出血如簪孔，称为舌衄。《诸病源候论》谓："心主血脉，而候于舌，若心脏有热，则舌上出血如泉涌。"有些学者则认为舌衄属肝热。如《王氏集验方》有"肝家热壅血如泉，舌衄病源人少识"之说，大意即指此。在现代医学中舌衄多由于舌炎，当伴有丝状或乳头部分或全部消失，而呈红色光滑面，可能继发于多种疾病。例如贫血，营养缺乏，药物反应，全身感染和理化刺激等。

据梁师的经验，舌衄的治疗要尽可能地查出原发病因，针对病因治疗，并酌情缓解舌部出血症状。先用蒲黄煎汤含漱，次用槐花炒黑研粉掺之，并以黄芪六一汤合生脉散内服：黄芪、大枣、甘草、麦冬、玄参、五味子。热壅舌上，出血如泉，取文蛤一味研末外掺。虚热，舌胀大，出血不止，炮干姜、蒲黄炒黑，为末，外掺。中医认为，少阴心火上炽则舌衄，又宜藕茜导赤散加麦冬治之，处方为：生地、木通、草梢、竹叶、藕节、茜草根、麦冬。这一方子，治舌衄很有效验。舌硬胀而衄血，则可用木贼煎汤，含漱。

④耳血：多由于外伤感染化脓或外耳道疖肿所致。

耳血，脉两关弦数，中医认为属于肝火怒发，宜梁师自拟的柴胡清肝散：柴胡、川芎、栀子、连翘、桔梗、黄芩、党参、甘草。

尺脉弱或躁，属肾虚，六味地黄汤加五味子，或以龙骨煅透研末，加冰糖少许，吹耳孔中，血即止住。

外伤耳孔突然流血，应考虑为内耳疾病或颅脑疾患，必须详细检查。如非外伤而耳衄，血从内渗出，多属肾虚之火，借肝火以升腾，宜大补阴丸：黄柏、知母、生龟板、熟地各30克，加猪脊髓一条同蒸熟，杵为丸，以丹皮、桑叶

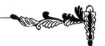

煎汤送服，效果是满意的。

⑤眼衄：血从两眼的大小眦渗出，这是积热伤肝所致。它和现代医学的高血压病所致之结膜出血有相符的地方，前人多用加味栀豉汤（栀子、淡豆豉、水牛角、秦皮、丹皮、赤芍）或龙胆泻肝汤，或六味地黄汤加草决明、桑叶。

梁师认为，眼衄血多因挫伤而起，由于眼及周围组织挫伤性损伤可以引起瘀斑，结膜下出血，角膜水肿或破裂，出血流入前房，虹膜根部断裂，瞳孔括约肌麻痹，玻璃体出血，视网膜出血和黄斑水肿，视网膜脱离，脉络膜破裂，眼眶底部骨折及视神经损伤。这些损伤有很多立即表现出来，而另一些在数天或数周仍不显出。所以眼衄的原因，应先作详细的检查。

任何的眼外伤如果严重到足以引起包括有继发性出血危险的前房出血，梁师自拟的刘寄奴饮很有效：刘寄奴、桑叶、益母草、桃仁、秦皮、生地、草决明、柴胡、赤芍、荆芥、丹皮、蒲黄、菊花。此方能促进血的迅速吸收，并能控制继发性的前房出血。

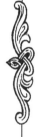

6. 瘀血：本证多由于登高坠下，重物撞击，致胸腹内伤，积血不散而成瘀血症。《订补指掌》说过："跌仆损伤，或被人打踢，或被物相撞，一时不觉，过至半日或二三日而发者有之，十数日或半月一月而发者有之。一般寒热交作，其心胸胁下小腹满痛，按之手不可近者，此有瘀血也。"《三因极一病证方论》又说："病者有所坠堕，恶血留内，或因大怒，肝血并湿停蓄不散，两胁疼痛，脚善痿，骨节时肿，气上不止，皆由瘀血在内。"从这些文字的记载来分析，瘀血是内外伤或跌打所引起，它与血脉瘀滞凝泣，气化受阻，有根本上的区别。

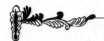

瘀血症：如所伤过重，多发寒热，瘀血上冲则昏迷不醒，状如假死，良久多能自苏。轻的可用复元活血汤：大黄、柴胡、瓜蒌根、炒穿山甲、当归、红花、甘草、桃仁，水酒各半同煎服。重症则可用抵当丸：大黄、芒硝、炒穿山甲、桃仁、当归、生地、肉桂心。瘀血既去之后，肢体乏力，就宜用加味四物汤以善后：当归、川芎、白芍、干姜、木香、甘草。

跌打损伤，胸胁小腹作痛，多为瘀血内蓄，梁师自拟的术附汤也很好用：莪术、香附、枳壳、青皮、陈皮、乌药、赤芍、当归尾、红花、甘草、延胡索、炒穿山甲。此方化瘀、宽胸、镇痛，并能理积去滞，无论新久瘀血，都有良效。

7. 肌衄：血从毛孔出，本证临床上并不多见。

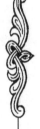

肌衄，应细察其致衄的原因，脉数而促的，用当归补血汤；脉浮的，用黄芪建中汤；脉弱的，用保元汤；脉洪大的则可用当归六黄汤。前人有用人中白瓦上焙干研末，每6克入麝香少许，酒下。外掺血余炭，或以郁金末水调涂布。

还有毛孔流血，心腹胀闷，五窍俱塞的，中医典籍中称为血溢。《经验良方》用韭菜二斤捣汁灌服，可止。大抵肌衄为脾肺气虚的较多，如属热毒内炽，出血不止，治当清脾肺之火，凉血固涩，犀角地黄汤还是应该考虑使用的。

病例一：

巩某，男，5岁。1998年10月15日初诊。

代诉：牙龈出血3月余。

患儿1年前曾患急性白血病入院治疗，病情稳定后出院。出院后，门诊治疗近3个月，经常头晕，牙龈出血，全身无力，面色苍白而来门诊。诊时症见汗多，胃纳差，常嗜睡，大便偏烂，小便短少。舌质淡苔白，六脉沉细。

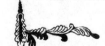

查体：体温 37.2℃，心率 84 次/分，呼吸 20 次/分。神疲乏力，双目无神，面色苍白，牙龈微肿出血，未闻咳嗽，双下肢及面部轻度浮肿。肝大 1.5 厘米，脾大 1.5 厘米。心律整，未闻及病理性杂音。

血常规检查：白细胞 3.5×10^9/升，红细胞 22×10^{12}/升，血红蛋白 40 克/升，血小板 60×10^9/升，尿常规阴性。

中医辨为虚劳，齿衄，证属脾不统血，治宜益气摄血。处方：人参养荣汤加味：黄芪 30 克，当归 10 克，远志 5 克，白术 12 克，党参 20 克，云苓 12 克，白芍 15 克，熟地 20 克，五味子 10 克，肉桂 3 克（冲），黄精 20 克，紫河车 12 克，血余炭 10 克，小海马 1 只（先煎），巴戟天 15 克，大枣 12 克，生姜 3 片。

复诊：1998 年 11 月 14 日，服药 28 剂后，患儿症状显著好转，头晕减轻，已无牙龈出血，药已对症，守上方再服 28 剂。

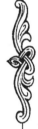

三诊：1998 年 12 月 14 日，上药再服 28 剂，症状继续减轻。复查血象：白细胞 5.0×10^9/升，红细胞 3.6×10^{12}/升，血红蛋白 70 克/升。为巩固疗效，嘱其再服上药 12 剂。

【按语】患儿素体虚弱，气血不足，今久病四肢筋脉失养，故全身无力；营血耗损，故面色苍白；血虚不能上荣头目，故头晕；心脾虚损，血失统摄，故牙龈出血久治未止；脾阳虚弱，气不化水，水湿停积下焦，故见双下肢浮肿。舌淡苔白、脉沉细均为血虚之象。病属久病必虚，已成虚劳，非作长期治疗无功。投以峻补气血及血肉有情之品，方能摄血取效。

病例二：

杨某，男，6 岁，1991 年 8 月 12 日初诊。

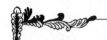

患儿半年前感冒，皮肤有散在性紫红色斑点，持续不退，曾在本市某医院住院治疗，检查血液，血小板 39×10^9/升，出血时间 6 分钟，凝血时间 2 分钟，血红蛋白 90 克/升，红细胞 3.5×10^{12}/升，白细胞总数 6.4×10^9/升。诊断为原发性血小板减少性紫癜，经注射止血剂，口服激素、维生素 K 等治疗后，症状一度缓解出院，两个月后又复感冒，全身紫癜增多，时有鼻衄，牙出血，舌质红，苔薄白，脉数。治宜清热解毒，凉血止血。

处方：水牛角 12 克，丹皮 10 克，生地 15 克，葛根 10 克，白茅根 30 克，鲜荷叶 15 克，益母草 12 克，焦栀子 10 克，黄连 5 克，大小蓟各 15 克，藕节 20 克，生石膏 30 克，牡蛎 30 克，侧柏叶 12 克，女贞子 15 克，旱莲草 15 克，石决明 20 克，羚羊角 12 克，寒水石 30 克，滑石 30 克，甘草 5 克。水煎服。

复诊：1991 年 9 月 2 日，服上方 21 剂，精神好转，小块紫斑减少融合成片状紫癜，颜色变淡，仍间有齿衄，守上法，前方连服 21 剂。

三诊：1992 年 9 月 24 日，药后紫癜明显减少，齿衄均未复现，检查血小板 125×10^9/升。症状明显好转，嘱按前方连服 28 剂。

四诊：1992 年 10 月 22 日，药后全身紫癜消失，患者精神转佳，胃纳正常，而停药。

四个月后其母来诊病，得知患者现精神、胃纳正常，紫癜未见复现。一年后随访，病无复发。

【按语】原发性血小板减少性紫癜，属于中医学的温病发斑范畴，患者每次发病必有感冒，由于外感邪热致阳热过盛，内伤正气致阴虚内热，干扰血分，迫血妄行，溢于脉

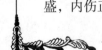

外，引起皮肤紫癜，故以清热解毒、凉血止血之法治疗，其效甚验。

病例三：

陈某，男，46岁，1992年4月23日初诊。

患者两年前出现尿血，原因不明，曾到某医院查尿：蛋白（＋＋＋），红细胞（＋＋＋），经打针服西药，一周后尿样检查正常，以后一直没有服药，半年后复查小便，尿红细胞（＋＋＋），服中药3个月，查尿红细胞仍为（＋＋＋），最近2个月饮食无味，面色无华。双下肢浮肿，舌体胖大，有齿痕，舌质淡，苔少，但有津。治宜健脾补肾摄血，化湿利水。

处方：党参15克，云苓15克，白术15克，炙甘草10克，山药15克，大枣15克，枸杞子12克，巴戟天15克，海马10克，蛤蚧12克，泽泻12克，12剂，水煎服。

复诊：1992年4月29日，服上方6剂后，小便增多，浮肿略减，腰腿痛好转。守上法，继续服6剂。

三诊：1992年5月6日，药后症状减轻，浮肿消退，胃纳增加，舌淡红，苔薄白，脉细。治守原意，再用上方7剂。

四诊：1992年5月13日，药后诸症消失，复查小便正常，嘱继续按上方服3剂以巩固。

【按语】脾虚则乏力，饮食无味，肾虚则水邪泛滥，上则面肿，下则腿肿，与舌脉相符，治宜健脾补肾，化湿利水，宗东垣"脾胃健运，水津四布"，用参苓白术散加味治疗，10余剂而脾健血统获痊愈。

病例四：

苏某，女，62岁，1992年11月5日初诊。

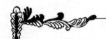

患者 3 个月前无明显诱因出现咳嗽，咯血，胸膈疼痛，曾住院诊断为"支扩"，经药物治疗后好转出院。10 多天前复发。诊时症见咳嗽咯血，色鲜红，咽燥，甚则失音，短气自汗，面色㿠白。舌质红苔剥，脉细弦。体温 37.8℃，左肺呼吸音减弱，心音低钝。治宜益气养阴，清热止血。

处方：葶苈子 15 克，大枣 10 克，茯苓 15 克，射干 10 克，款冬花 15 克，泽泻 15 克，川贝母 15 克，白及 15 克，藕节 30 克，茜草根 15 克，冬瓜仁 15 克，桃仁 5 克，薏苡仁 15 克，车前子 12 克，苇茎 15 克，西洋参 12 克（先煎兑入）。

复诊：1992 年 11 月 17 日，服药 12 剂后，精神较为好转，但其他症状无明显好转，病属虚损，自难速效，原法再投 12 剂。服法如前。

三诊：1992 年 11 月 23 日，服药第 2 天，虚热渐退，纳食好转，尚有咳嗽咯血、气短自汗、胸膈等症，嘱守上方服 12 剂。

四诊：1992 年 12 月 5 日，继服上方 12 剂后，诸症悉除。随访至今，未见复发。

【按语】本例患者气阴两虚，虚热内扰，故形体消瘦，咽燥，甚则失音；灼伤肺络，因而动血，血不循经，故痰中见血，其色鲜红。舌质红苔剥，脉细弦为气阴两亏之征。古云："气有余便是火。"故投以益气养阴、清热止血之剂，血止症除。

消渴病治疗经验

梁师在 50 多年的临证生涯中，其治疗糖尿病积累了丰富的经验，认为糖尿病的特点是阴虚阳亢，久之阴损及阳，导致肾阳亦虚，治疗上强调固本，固本尤重补肾，滋肾阴以制阳亢。因此治疗多以益气生津为主，常喜用生脉散。处方：花旗参10克，麦冬15克，五味子3克。若出现大渴多饮，舌上赤裂八字，梁师主张用润肺兼清胃热的方法，选用二冬汤或人参白虎汤。二冬汤方：天冬15克，天花粉15克，黄芩15克，知母12克，荷叶12克，麦冬15克，甘草5克，人参10克。人参白虎汤方：太子参15克，生石膏30克，知母12克，甘草10克，粳米15克。若血糖、尿糖检查正常，而出现大渴引饮不止，烦热，食后即觉饥饿，脉大滑实，舌质绛红，梁师又主张以降其心火为法，选用甘露饮加味治之。处方：生地15克，熟地15克，茵陈15克，黄芩15克，枳壳12克，枇杷叶15克，石斛12克，甘草10克，天冬15克，麦冬15克，水牛角10克，丹皮12克，若烦渴引饮，饮一溲二，小便浑浊如膏，耳轮焦干，此又属于肾消范围，常运用六味地黄丸加生脉散。处方：山茱萸15克，生地15克，山药15克，丹皮12克，云苓15克，泽泻12克，人参15克，五味子10克，麦冬15克；若渴欲引饮，不能多饮，这是中气虚寒，寒水上迫，浮游之火升腾所致，即使患者面红烦躁，梁师也喜用反治与正治同用，理中丸送服八味丸，若消渴日久，出现肾阳虚的症状时，治疗当以补肾固本为主，则又选用还少丹加桑螵蛸、益智仁，均获良好效果。

病例一：

陈某，女，43岁，1991年5月24日初诊。发现糖尿病半年，2个月前查空腹血糖29.5毫摩尔/升，尿糖（＋＋＋），症见：大渴多饮，多食善饥，尿频量多，舌上赤裂，脉滑

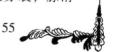

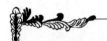

数。辨证属肺胃阴亏，燥热内生，治以润肺兼清胃热。方用：天冬15克，天花粉15克，黄芩15克，麦冬15克，人参15克，知母12克，荷叶12克，甘草5克。服药21剂。诸症明显减轻，空腹血糖15.6毫摩尔/升，尿糖（－），疗效满意。

【按语】此例辨证为肺胃阴亏，燥热内生所致之糖尿病。治疗以润肺清胃热为主。药用人参以益气生津；天冬、天花粉、麦冬、知母以养阴止渴；荷叶升清，黄芩清肺热，甘草和中。诸药配伍，故能取得满意疗效。

病例二：

容某，女，38岁，1992年9月4日初诊。患者于2年前曾患感冒，自觉发热，头痛，咽干喉痒，全身骨痛，曾住院治疗，经抗菌消炎及打退热针后，症状好转出院。回家后一个月逐渐出现烦渴，引饮，饮一溲二，小便浑浊如膏，检查空腹血糖33.2毫摩尔/升，用胰岛素治疗稍有好转。但停药后即复发，近日症状加重，遂转中医治疗。就诊时症见：患者形体消瘦，面颊潮红，肢体乏力，腰酸腿软，两目干涩，口干引饮，舌红，苔薄少津，脉细数。辨证属肝肾阴虚，宜滋阴固肾，益气生津。处方：山茱萸、生地、山药、云苓、人参、麦冬各15克，丹皮、泽泻各12克，寒水石15克，五味子10克，清水煎服。花旗参、麦冬各15克，五味子3克，每晚炖服。服药7剂后，精神转佳，饮水量略减，空腹血糖31.2毫摩尔/升，仍咽干喉燥，饥而欲食，舌淡红，苔少，脉细数。阴液尚未恢复，守上方再服21剂，生脉散继续炖服，药后烦躁、尿频、多食、善饥等现象明显好转，空腹血糖17.8毫摩尔/升，继以原方7剂巩固疗效。

【按语】此例辨为肝肾阴虚所致的消渴病。治疗以滋阴

固肾、益气生津为主要方法。此症型为糖尿病最常见类型，所用方法为治疗肝肾阴虚的常用之法，惟方中寒水石一味要灵活运用，因其性味咸寒，用之得当，极其有效。

病例三：

邓某，男，53 岁，1992 年 3 月 17 日初诊。患者近一年多来常见口渴引饮，五心烦热，食欲亢进，食后即觉饥饿。曾在当地卫生院治疗，由于疗效不显而转中医诊治。来诊时症见：患者精神紧张，五心烦热，口渴欲饮，舌质红绛，脉大滑实。血糖、尿糖、基础代谢检查均正常。辨证属心火上炎，胃热消谷。治以降其心火为法。方用：生地、熟地、茵陈、黄芩、枇杷叶、天冬、麦冬各 15 克，石斛、枳壳、丹皮各 12 克，水牛角 10 克，甘草 5 克。服药 7 剂，口渴引饮明显减轻，食量减少。舌红苔薄，脉滑。脉症所示，心胃火炽程度已减，继服前方，经治疗半个月，口渴引饮、五心烦热消失。为巩固疗效，拟花旗参、麦冬各 15 克，五味子 3 克，每周炖服两次。1992 年底因风湿来诊，询之消渴病未有复发。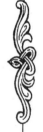

【按语】本例患者辨证属心火炽盛，胃热消谷。病机为心胃火炽，治宜降火清胃。本病多见于初起之消渴病人，久病体虚者较少见。治疗时宜稍加凉血之水牛角、丹皮等，以泻其血热，效果更显。

病例四：

郑某，男，58 岁。1992 年 3 月 15 日初诊。患者患消渴之症 10 年余。现每晚小便五六次，清白而长，味甜，顷刻凝结如脂，期间曾多处治疗，仍未见好转。就诊时症见：腰膝以下软弱，载身不起，胃纳差，面色㿠白，六脉沉弱无力，检查空腹血糖 8.6 毫摩尔/升，尿糖（＋＋），辨为肾气

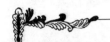

亏虚，拟温阳补肾。处方：山茱萸、山药、云苓、熟地、杜仲、炒牛膝、巴戟天、枸杞子、大枣、桑螵蛸、益智仁、肉苁蓉各15克，楮实子、石菖蒲、五味子各10克，小茴香5克，远志6克。服药7剂后腰膝软弱明显好转，夜尿减少，胃纳增加。按原方继服12剂，症状消失，病情稳定。复查血糖11.6毫摩尔/升，尿糖（－），嘱服原方28剂。3个月随访，病未再发。

【按语】本例患糖尿病10余年，久治未愈，辨证为肾气亏虚，拟温阳补肾为治，方药以杨氏还少丹化裁，结果疗效显著，可见中医治病，必求本源，辨证施治得当，效如桴鼓。

病例五：

李某，女，36岁，工人，1989年10月5日初诊。患糖尿病10年，血、尿糖终年异常，自觉症状严重，今血糖26毫摩尔/升，尿糖（＋＋＋＋），症见眩晕心悸，神疲乏力，消瘦，口臭，大渴引饮不止，烦热，食后即觉饥饿。舌质红绛，苔薄黄，脉大滑实。因考虑其系心胃火炽所致，梁师认为"心火上行，胃热消谷，阳明脉盛"，治以清燥热复胃阴，拟甘露饮加味治之。处方：茵陈12克，黄芩15克，生熟地各15克，枳壳10克，石斛10克，甘草5克，天冬15g，麦冬15克，水牛角10克，栀子15克，石膏20克。连服20剂。

二诊：1989年10月26日来门诊复诊，患者自诉烦渴已止，口臭、烦热症状也消失，食后饥饿不知饱的情况有所改善，但仍觉眩晕心悸，神疲乏力。上方去黄芩、石膏、栀子，加百合15克，玉竹15克，黄芪30克，枸杞子15克，嘱其连服15剂。

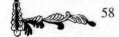

三诊：1989 年 11 月 11 日再来复诊。患者自觉头晕心悸症状好转，视其体质消瘦，唇口干焦，梁师主张用六味地黄汤合生脉散：山茱萸 15 克，生地 15 克，山药 15 克，丹皮 15 克，茯苓 15 克，泽泻 15 克，人参 15 克，五味子 10 克，麦冬 10 克。连服 3 个月。停药一年，病情稳定。

【按语】中医典籍《内经》中有对本病的记载，称之为"消渴"或"消瘅"，把消渴分为"三消"。患者症状属于"上消"，由于心胃火炽，故口臭、心烦、大渴引饮不止；胃火炽盛，腐熟水谷之力较强，故多食易饥；阳明热盛，耗伤津血，无以充养肌肉，故形体消瘦；久病则眩晕心悸，神疲乏力。根据上述症状，梁师认为用甘露饮加味最为合拍，用六味地黄汤加生脉散善后。

病例六：

黄某，女，35 岁，1991 年 9 月 6 日初诊。于 1989 年 7 月间，时值大暑，天气炎热，患者自觉发热头痛，全身骨痛，咽干喉痒，误以为感冒，打退热针，服感冒药等，发热虽退，但仍觉肢体乏力，烦渴引饮，多食，善饥，渐渐形体消瘦，小便频而量多，腰酸腿软，两目干涩，经某医院检查，诊断为糖尿病。舌淡，苔薄少津，脉细数。证属肝肾阴虚，治宜滋阴固肾，益气生津，以杞菊地黄汤加味合生脉散治疗。

处方：

（1）枸杞子 15 克，菊花 15 克，山茱萸 15 克，山药 15 克，丹皮 12 克，泽泻 12 克，熟地 15 克，云苓 15 克，桑螵蛸 15 克，益智仁 15 克。

（2）花旗参 15 克，麦冬 15 克，五味子 3 克，每晚炖服。

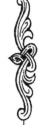

复诊：1991 年 9 月 12 日，服上两方 7 剂后，精神转佳，饮水量略减，但仍咽干喉燥，饥而欲食。舌淡红，苔少，脉细数。阴液尚未恢复，守上方继服 12 剂，继续炖服生脉散。

三诊：1991 年 9 月 25 日，称服上药后，口渴明显减轻，尿量减少。守上法继续治疗。

四诊：1991 年 10 月 21 日，服上方 28 剂后，睡眠佳，烦渴、尿频、多食善饥等症状有所好转，再予原方 7 剂以巩固疗效。

【按语】本例患者先因暑邪所伤，因暑为阳邪，易耗气津，肺阴受损，故烦渴引饮，同样，热邪耗伤胃津，肌肉可以充养，故多食善饥，形体消瘦；由于精气亏虚，肾阴被耗，下焦虚疲，肾之摄纳不固，约束无力，故小便频而量多。本病虽有上消、中消、下消的区分，其实不外胃肾阴虚阳亢，火热上炎灼肺，故"三多"之症往往同时出现，只不过程度上轻重不同，因之三消很难截然划分。所以赵养葵、陈士铎等主张消渴之治法不分上、中、下，先治肾为急。故梁师遵循此法，以杞菊地黄汤加生脉散治疗，症状逐渐好转。

头痛眩晕治疗经验

血管神经性头痛，是一种由于血管舒缩功能障碍引起的发作性头痛。发作前常有一定诱因，如月经来潮，情绪波动，工作疲劳等。本病中医又称"偏头风"，其痛暴发，痛势甚剧，或左或右，或连及眼齿，痛止则如常人。

梁师认为"头为诸阳之会"、"清阳之府"，又为髓海所在，五脏精华之血，六腑清阳之气，皆上注于头。故凡六淫之邪外袭，上犯巅顶，邪气稽留，阻抑清阳，或内伤诸疾，导致气血逆乱，血虚不足以上荣，乃至头痛发作。血管神经性头痛虽有种种原因不同，临床上以女性多见，由情感内伤，肝失调达，郁而化火，内耗阴血，阴不制阳，阳气升腾，扰动清窍，或因劳心思虑过度，伤及心脾，心伤则阴血暗耗，脾伤则无以生化精微，血虚难复。正如《景岳全书·头痛》所谓："阴虚头痛即血虚之属也，凡久病者多有之，其证多因水亏，所以虚火易动，火动则痛必兼烦热、内热等证。"根据这一理论，梁师运用古方天王补心丹加减治疗，每获良效。

方药：玄参、丹参、党参、茯苓、炒枣仁、生熟地、天冬、麦冬、白芍各15克，柏子仁、延胡索、钩藤、桔梗各12克，远志、五味子各5克，清水四碗煎成一碗，温服。

加减法：头晕眩加天麻10克；面颊潮红，加丹皮、地骨皮各12克；自汗不止，加麻黄根10克，牡蛎18克；带下过多，加海螵蛸15克，芡实15克。

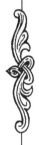

本方以钩藤、白芍、延胡索熄风、养血止痛；丹参、熟地补血养心；党参、茯苓以益心气；远志、柏子仁、炒枣仁以养心安神；麦冬、天冬、五味子养阴生津；玄参、生地壮水制火；桔梗载药上行。综观全方，配伍恰当，有养心、养血、安神、镇潜、止痛之效果。凡妇女血管神经性头痛，症见焦虑忧郁，失眠多梦，精神疲乏，心悸怔忡，健忘，舌红，苔少，脉弦细等，本方有良好疗效。

病例一：

黄某，女，49岁，1991年7月16日初诊。患者于两年前开始自觉右侧头痛如炸，痛连目系，甚则上攻巅顶乃至弥漫整个头部，短则15分钟骤消，长则数天不解，曾在某医

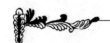

院检查，诊断为血管神经性头痛。应用中西药治疗，症仍反复未愈，遂请梁师治疗，就诊时症见患者形体消瘦，神疲气短，失眠心悸，舌红，少苔，脉沉细数。证属阴虚，阴不制阳，阳气升腾，扰动清窍，治以养心、养血、安神、镇潜止痛为主，方用天王补心丹加减。处方：玄参、丹参、党参、茯苓、柏子仁、炒枣仁、生熟地、石决明、天冬、麦冬、白芍各5克，延胡索、钩藤、桔梗各12克，五味子、远志各5克，清水煎服，每天1剂，共服12剂，头痛、失眠、心悸大减，药已对症，宗前方再服6剂，诸症消失，随访至今未见复发。

【按语】此患者为血管神经性头痛，中医可诊断为偏头风痛。梁师辨之为证属阴血亏损，阴不制阳，阳气升腾，扰动清窍，脑络失荣所致。治以养心安神、镇潜止痛。方药以天王补心汤加钩藤、白芍、延胡索等重镇熄风药物治疗，连服3周，使两年多的头痛痼疾，迎刃而解。梁师认为，治疗血管神经性头痛，应以养心养血、安神镇潜八字为原则。这一原则是以天王补心汤为主要方剂，在此基础上灵活加减，应用于临床，每获显著效果。另外，关于天王补心汤原方的当归，梁师主张宜减去，认为其易于动血，与镇潜原则有所出入，可代之以何首乌、黄精等药物。当然，若病属血虚为主所致者，亦可酌情少量应用，以此为原则，特此加以说明。

眩晕一证，临床多见，病因复杂，往往错综交织，辗转难疗。患者常见头晕眼花，精神萎靡，耳鸣健忘，腰膝酸软，少寐尿频，此与精髓不足、心肾不交有关；眩晕如坐舟车，动则加剧，劳累即发，旋转不定，足如踏絮，此又与气血亏虚、清阳不升有关；若眩晕目胀，面色潮红，急躁易

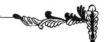

怒，烦恼更甚，为肝阳上亢，肝风上冒所致。因而眩晕主要
与肝肾虚有关。至若痰浊中阻，湿遏清阳等因素导致的眩
晕，亦只是脾虚、肾虚因素下的虚中夹实证候。故眩晕临床
上不外虚中虚、虚中实，而实中实者甚为少见。梁师临证治
眩晕，主张首别虚实，虚者有气虚与血虚之异，实者乃湿化
痰浊，肝郁火盛而扰动肝风，或因热病、大病之后，伤及肾
阴，水不涵木，则水亏于下，火炎于上，阴虚阳亢，火动则
生风，风火相煽，上扰清空，头窍失宁而发病。朱丹溪云：
"无痰不作眩。"说明眩晕多为痰浊、肝风作祟。治疗当以祛
痰化浊、平肝熄风为要。故临床上梁师应用举元建瓴法进行
辨证施治，每获良效。建瓴之法出自张锡纯《医学衷中参西
录》。代表方剂为建瓴汤，原方目的在于"服后能使脑中之
血如建瓴之水下行"。作用为平肝潜阳，引血下行，降泄浊
阴。而举元之法则出自《景岳全书》，旨在升发清气，益气
健运，具冲和之德。今二者合用，可燮理升降，升陷潜镇。
使升者升清，降者潜降，气升血降，各得其调。

举元建瓴法，药用黄芪 60～120 克，怀牛膝 30 克，升
麻 10 克，生赭石 30 克，生石决明 30 克，生地 20 克，白芍
15 克，山药 20 克，丹参 15 克。法中重用黄芪以举元升阳，
使清阳司令，云雾阴霾自扫；怀牛膝归肝肾之经，引血下
行，导浊阴趋于下，并有补肾益肝肾之效；代赭石、石决明
降逆潜阳、镇熄肝风；升麻举陷，生地益肝，山药健脾，白
芍柔肝；而丹参一药可养血安神，活血祛瘀。现代药理研究
证明，其可改善血循环和脑组织供氧能力，可改善血液高凝
状态。诸药合用，升降得调，乃治疗眩晕之法。临床上具体
加减之法：眩晕兼耳聋项强，可本此法加葛根 30 克、白蒺
藜 12 克以升阳散风、疏肝止眩。现代医学研究证实，葛根

中的黄酮成分能增加脑及冠状动脉血流量，改善血流量，改善高血压动脉硬化病人的脑循环，并有显著的解痉作用，对缺血性脑血管病有良好效果。若见头晕重如蒙，胸闷恶心，可加法半夏12克、天麻12克以祛痰化湿、熄风止晕。天麻又名定风草，明·李时珍谓："眼黑头眩，虚风内作，非天麻不能治。"可见本品既具补养之功，又具驱邪之力，上走下达，无所不备，诚治风之良药也。若迷路积水引起眩晕，再加入利水而不伤阳的泽泻导水下行，以消除迷路水肿。如眩晕面色潮红，烦怒口苦，可加菊花15克、钩藤15克以清肝熄风止眩；若晕兼腰酸膝软，耳鸣梦多，宜加龟板、山茱萸以补阴，加杜仲、巴戟天以助阳。属髓海不足，又宜紫河车、蛤蚧、小海马等血肉有情之品以填精充髓。

病例二：

马某，男，63岁，1992年7月16日初诊。患者既往有冠心病史。今年5月份曾因脑血栓形成入院治疗40天，出院后转门诊就医。现症见头晕目眩，行走尤甚，气短懒言。右手抬举无力，右足麻木，步履不稳。查血压20/13千帕，舌暗边有齿痕，苔白，脉左弦右沉细涩。辨证为风阳上扰，脉络瘀阻。治宜滋阴潜阳，熄风通络。投以举元建瓴法加桑寄生、秦艽各15克，赤芍12克，水煎服。每日1剂。7月22日二诊：服药一周后，头部眩晕明显好转，右手抬举较前有力，右足气力渐增。仍宗前方继进，共服药20余剂，眩晕消失，血压平稳，右手功能恢复，右足麻木消失，步履稳当。

【按语】中风后遗症，虽多见半身不遂，口眼㖞斜，语言不利，然眩晕之证，十有八九，缘由中风之后，阴阳并损，气行滞涩，瘀阻脉络而致。清·叶天士提出：中风后遗

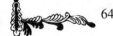

症，治宜益气血，清痰火，通经络。本病的眩晕及后遗症，以举元活血、熄风通络而治愈即证此论正确。

病例三：

周某，男，67岁。1991年3月17日初诊。患者有高血压史20年。近半月来头晕头胀，自觉眼前景物浮动，不敢睁眼，终日卧床，心烦不寐，气短倦怠。曾服降压药无效。舌红苔薄，脉弦细。检查：血压27/15.5千帕。心电图：右心室高电压，颈椎片正常。血、便常规化验正常。辨证为肝肾亏虚，肝阳上亢。治宜平肝潜阳，熄风镇眩。投以上法去升麻加天麻15克，钩藤15克，龙骨30克，牡蛎30克（上两药先煎），3剂。3月19日二诊：服药后眩晕大减，血压25/14千帕，心情渐趋平静，夜能小睡，已敢睁眼视物，但不能持久。效不更方，按原方再进。直服至12剂，血压降至23.5～22/13.5～12.0千帕。眩晕基本消失，诸症好转，能出户外散步。在原方基础上，加服杞菊地黄丸调理而愈。

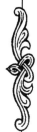

【按语】《内经》云："诸风掉眩，皆属于肝。"叶天士进一步阐明"精血衰耗，水不涵木……肝阳偏亢，内风时起"的发病机理。本例高年眩晕为阴虚阳亢型高血压病。在治疗中以滋阴潜阳为主，引血下行。平肝、潜阳之药具镇静、降压等综合作用，故而收到制阳亢、熄内风作用，达到血压降、眩晕止的目的。

病例四：

余某，男，71岁。1990年5月29日初诊。有眩晕病史近20年。8天前因傍晚洗头受风，次晨起头晕欲仆，肩背部沉重酸胀，手臂麻木。经治1周未愈。行颈椎X片和脑血流图检查，确诊：①颈椎综合征；②脑动脉硬化；③椎基底动脉供血不足。现症见眩晕，抬头抑颈尤甚，颈项强痛，手臂指端麻木。查血压 18.6/11 千帕。舌暗苔白滑，脉弦细缓。辨证为寒湿之邪外袭，经脉痹阻，元气不升。治宜解肌通络，温经升阳。本上法加葛根 30 克，白蒺藜 12 克，威灵仙 15 克。每日 1 剂，用药后自觉颈背微微出汗，5 天后眩晕消失，肩痛手麻诸症减轻。依此方服药至 20 余天，临床诸症悉除。随访至今未见复发。

【按语】颈椎病导致之眩晕，多为久劳积损所致。本例七旬老者平素经脉痹阻，血道失宣，脑头血濡，故时发眩晕。复因局部筋骨变性，易受外邪侵袭，经气循行不畅，眩晕转剧。今投以升阳解肌通络之品，改善局部组织血液循环，消除肌肉痉挛，恢复经气循环流通，眩晕诸症霍然而愈。

病例五：

廖某，女，62 岁。1991 年 5 月 14 日初诊。素有间歇发作性眩晕病及低血压病史。三天来突发眩晕，视物觉天旋地转，闭目静卧则稍减，甚则摆晃欲倒地。耳鸣如蝉，面色㿠白，少气懒言，心悸，胸闷，恶心欲吐。舌淡苔白腻，脉细缓略滑。血压 10.5/7.6 千帕，自发性眼震（+）水平型，快相向右。辨证属气血不足，心脾亏虚，兼痰湿中阻。治宜举元升阴，健脾化痰熄风。拟上法去生地加天麻 12 克，法半夏 12 克，泽泻 20 克，白术 12 克。3 剂，每天 1 剂。二诊：头晕目眩、耳鸣减轻，胸闷恶心已止。仍按原方加山茱萸 12 克继服。5 剂后眩晕及诸症悉除，能参加家务劳动。后再加服归脾丸、人参养荣丸健脾益气之属善后而愈。

【按语】本例患者素为营血不足致脑失濡养发为眩晕，近复因脾虚中气不足，痰湿内蕴，浊阳不降，形成虚实夹杂之证，故使眩晕转倒。今于举元建瓴法中加入泽泻以助牛膝降浊下行，天麻、法半夏、白术祛痰湿、熄肝风，使清升浊降，虚实并治，本虚标实之眩晕重症，一举而愈。

妇儿科

崩漏临床治疗经验

崩漏为妇产科常见病、多发病，包括血崩和经漏二症。如《巢氏病源》所说："妇人月水非时而下，淋漓不断谓之漏下，忽然暴下，谓之崩中。"故古代中医文献中，大都是崩与漏并称，并认为"漏者崩之渐，崩者漏之甚"。二者除了在程度上有轻重缓急的不同外，且还互为因果。现代的功能性子宫出血症就包括在崩漏的范畴内。

1. 对崩漏病因的认识

梁师认为，崩漏的原因，大抵有虚寒、虚热、湿热、血瘀、气郁等五种。古代医籍中早有详细记载，如《素问·阴阳别论》曰："阴虚阳搏谓之崩。"《傅青主女科》说："冲脉大热而血即沸，血崩之为病，正冲脉之太热也。"《妇科玉尺》更具体指出："崩漏，究其源，则有六大端：一由火热，二由虚寒，三由劳伤，四由气陷，五由血瘀，六由虚弱。"可知崩漏发病机理较为复杂，常因果更替，多脏同病，故治疗审因辨证，方能中的。

2. 塞漏法治标方药

梁师认为，治疗崩漏，应注重"急则治其标，缓则治其本"的原则。本《叶天士女科》"先止血以塞其流"之说。

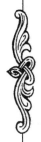

以"塞流"为当务之急，止血以防脱。俟血势趋缓，再辨其寒热虚实，予以根治。

"塞流"，当首推如下几个方子：一是甘草二炭汤：甘草15克，棕榈炭30克，荆芥炭10克，清水煎服。梁师的体会，中药甘草对崩漏有良效，但在运用时应生用重用。二是加减"疗妇女崩中不止起死方"（《千金方》）：人参12克，羊肉90克，干姜10克，阿胶15克，生地30克，棕榈炭60克，清水煎服，可获较好效果。三是独参汤：凡遇暴崩，出血太多，头晕心悸，脉象微细欲绝，甚则浮大无根者，可用独参汤止血，强心固脱，以作急救。若气阴两亏，还可加麦冬、五味子，即生脉散。浓煎频呷服，以补气摄气，滋阴敛血。

3. 崩漏的辨证施治

梁师认为，崩漏证除"塞流"为当务之急外，还应及时审因论治，以澄其源，临床具体运用如下：

①虚寒证

因虚寒而致崩漏，常见有气血两虚型，崩漏日久不止，贫血，眩晕气短，面色㿠白，四肢无力，血色清淡，舌淡白，脉细弱。治宜峻补气血，补脾固摄。以十全大补汤加胶艾或归脾汤加减治之。若属气血俱虚而致漏，以此方长服8～12剂，使血易于复原。如血虚觉燥，前方可去川芎加五味子，炙甘草改为生甘草，止血效果更佳。

病例一：

谢某，43岁，教师，1988年9月14日初诊。

主诉：月经从6月中旬开始，淋漓不绝，稍干净又复来，曾在某医院作两次妇检，未发现肿瘤及息肉，遂施行刮宫术，术后血稍止，约两天后又复大量出血，曾用激素及妇

康片并注射止血剂，均未见效。近日心悸头晕，胃呆纳减，失眠，怔忡，血来色淡质薄，大便溏，故来门诊。

月经史：17岁来潮，周期26天，经行日期4天，生育2胎。

查体：面色㿠白，神疲力尽，心悸动，脉细弱，舌淡白，苔净。心脏听诊：可闻及Ⅲ级收缩期吹风样杂音。肝脾未扪及。血压12/8千帕。血象：红血球3.5×10^{12}/升，血色素85克/升，白血球3.8×10^9/升，红血球沉降率22毫米/小时，血小板12×10^9/升。诊断：功能性子宫出血（心脾两虚型）。

治疗经过：以养心健脾、补气固摄之归脾汤化裁。

白术10克，党参15克，黄芪15克，当归6克，茯苓12克，远志6克，炒枣仁12克，地榆炭15克，龙眼肉15克，益母草15克，甘草5克，煎服3剂。

二诊：谓服上方后，血仍未止，但精神好转，能安眠，食欲稍增加，口微感干涩，因脉舌无变化，再以上方加麦冬10克，五味子10克。服3剂。

三诊：谓服上方至第5剂时，出血已止，精神大为安慰，食欲增进，但心悸动未减，脉舌无变化，再以上方加龙齿24克，牡蛎30克，煎服3剂。

四诊：谓出血已全止，精神无异常，再用归脾汤加五味子10克，龙齿24克，牡蛎30克，嘱服药6剂，以求巩固。一个月后复查：周期已恢复，持续6天，量中等，色正常。复查血象：红血球4.0×10^{12}/升，血色素110克/升；白血球4.2×10^9/升，中性78%，淋巴22%，红血球沉降率20毫米/小时，血小板16×10^9/升。随访至今，月经周期正常。

【按语】此案乃心脾两虚所致的崩漏。患者面色㿠白，

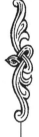

神疲心悸，经血 3 个月断续未止。为典型的脾虚不能统摄，血不能归经所致，故梁师抓住主要矛盾所在，以养心健脾、补气固摄之归脾汤化裁，加五味子、龙骨、牡蛎以佐收敛固涩之功。经四诊后，经血全止而获显效。

②血寒证

崩漏日久不止，血色或如豆汁，或成暗红血块，肢冷畏寒，头晕疲乏，脉象沉迟或弦紧，治宜温阳补血、祛寒固涩。可用伏龙肝散：川芎 5 克，肉桂心 3 克（冲兑），干姜 6 克，赤石脂 30 克，艾叶 12 克，熟地 15 克，炙甘草 10 克，麦冬 10 克，伏龙肝 30 克，应用时可加血余炭 12 克，荆芥炭 10 克，清水煎服。本方应用，以经血注下或暴下，脐腹冷痛为特点。

③虚热证

因虚热而致的崩漏，多为肾阴不足，肝阳上亢所致。症见崩漏量多，血色殷红，血下时少腹有阵发性灼热感，有的病例，每至日晡时血量更多，潮热或低热，掌心发热，面色潮红，唇红，口干失眠。脉象虚数或尺脉大。另外，有的患者，人流后月经 1 个月数行，或血来淋沥不断，均可治以滋阴平肝、凉血固经。以清热固经汤加减治之：炒龟板 20 克，牡蛎 30 克（上两药宜先煎），阿胶 15 克（烊化），生地 20 克，地骨皮 15 克，焦栀子 10 克，黄芩 12 克，地榆 15 克，棕榈炭 15 克，藕节 30 克，生甘草 10 克，旱莲草 20 克，茜草根 15 克。清水煎服。

病例二：

刘某，女，26 岁，已婚，农民。初诊：1989 年 5 月 18 日。

诉：素有痛经，于 19 岁时曾出现月经量多，并间有经

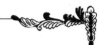

水趋前半月现象。曾经治疗好转。24岁结婚，婚后生一男孩，健康。断乳后第一次经潮即感量多色鲜红，以后一月来潮两次。今年4月2日来月经，量多色鲜，并夹有瘀血块，历17天未止，曾到某医院治疗，经妇检，诊断为功能性子宫出血。曾注射维生素K_3及安络血、黄体酮等药物，服益母草糖浆，血未止，再服中药胶艾八珍之属，血量更增多，至就诊前一天，突然血下如注，头目昏晕，不省人事，曾送某医院急救，经治疗后出血稍缓。患者不愿住院，返家后于5月18日上午经血又告崩决，来门诊诊治。

月经史：15岁初潮，周期间或超前5~9天，经行4天。

体查：精神疲困，倦卧，面色萎黄，头晕目眩，唇红，舌质红，苔黄腻，脉洪而数。查心率整，肝脾未扪及，小便赤，而三日大便未解，腹时痛。

诊断：功能性子宫出血（血热内蕴型），按急则治其标的治疗原则，以清热凉血止血固脱"以塞其流"，用清热固经汤加味。处方如下：

棕榈炭30克，生藕节30克，地榆炭12克，炒栀子10克，阿胶10克（烊化），牡蛎30克，大黄炭6克，生地15克，地骨皮10克，红参10克（先煎），黄芩10克，甘草3克。2剂。隔6小时煎1剂，温服。

二诊：谓服药后，下午血量即减少，再服第2剂，至清晨血即渐停，脉转缓，舌质仍红，苔黄稍退去。用前方去红参加生龟板30克煎服，用药3剂。

三诊：谓血已全止，精神好转，其家人大为高兴。嘱再拟前方求得巩固。诊其脉缓，舌红，苔净，为求得"澄源"，再拟下方：

棕榈炭10克，藕节30克，地榆10克，栀子10克，生

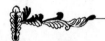

地 15 克，阿胶 10 克（烊化），牡蛎 30 克，炒龟板 30 克，地骨皮 10 克，青蒿 10 克，黄芩 5 克，甘草 3 克。12 剂，每日 1 剂。停药后 20 天，月经即来潮，量中等。经行 5 日全净，8 个月后随访，周期正常。

若症属肝肾阴虚火旺，崩漏淋漓不止，眩晕耳鸣，夜寐多梦，腰酸膝软，舌红，脉细数，治宜滋肾平肝，安冲止血，可用加味安冲汤治之：女贞子 12 克，旱莲草 30 克，生地 15 克，续断 12 克，茜草根 15 克，玄参 15 克，麦冬 10 克，杜仲 15 克，菟丝子 15 克，山药 20 克，丹皮 10 克，鹿角霜 10 克，清水煎服。

【按语】本案例为血热内蕴的功能性子宫出血证，梁师治疗此症分 2 步进行，药先采用清热凉血、止血固脱以塞其流，乃急则治标的方法，药以清热固经汤加重炭类药以收涩止血。第二步以求固本澄源，采用滋肾平肝、安冲止血之安冲汤加味治疗，使药到病安。体现治病标本缓急，步步是法的原则。

病例三：

叶某，女，29 岁，已婚，干部。初诊 1989 年 2 月 25 日。

诉：月经淋漓不止已 2 个月，时觉眩晕泛恶，经量不多，色或褐或红，近日更有齿痛耳鸣，左侧偏头痛，心悸神烦，夜难安寐。曾到某保健院诊治，诊断为功能性子宫出血，施行刮宫术后血仍未止，再用激素治疗未显效。连日来又出现腰酸腿软，低热，故转本院治疗。

月经史：17 岁初潮，周期超早 4 天，经行日期较长，未生育。

查体：精神尚好，脉弦数，舌红津少，苔光剥，血色素

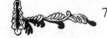

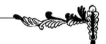

100 克/升。妇检：子宫略小。按滋肾平肝安冲止血法则，拟加味安冲汤：

女贞子 12 克，旱莲草 30 克，生地 15 克，续断 12 克，茜草根 15 克，玄参 15 克，麦冬 10 克，杜仲 12 克，贯众炭 15 克，鹿角霜 10 克，丹皮 10 克，石斛 10 克，3 剂，每日 1 剂。

二诊：谓服上方 3 剂之后，血色已渐转淡，精神转安静，齿痛、头痛、耳鸣均减，脉仍弦，舌红津转润，光剥之象似稍退去，前方再进 3 剂。

三诊：谓服药后，血已全止，腰酸不寐，头痛、眩晕、心悸均退去，低热亦除，如上法，再用 3 剂。26 日后再来月经，量不多，又来诊治。拟下方 7 剂，以求"固本"。方如下：

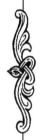

鹿角霜 10 克，补骨脂 10 克，生熟地各 15 克，五味子 10 克，丹皮 10 克，炒牛膝 10 克，杜仲 12 克，旱莲草 15 克，益母草 12 克，菟丝子 10 克。9 个月后随访，周期正常。

【按语】此病例乃肝肾亏损阴伤引起的崩漏症，辨证的关键是抓住月经淋漓不止，血色褐红，腰酸腿软，低热，舌红津少，苔光剥，脉弦数等主要症状，以滋肾平肝、安冲止血为法则，经三诊而治愈。可见辨证要抓关键症状分析，才能准确无误，遣药中的，效果立现。

④湿热证

崩漏因于湿热，临床常见有所偏重，治疗时应有所侧重。

偏于湿重，症见崩漏量多，夹黏腻带下，面色垢黄或浮肿，胸闷痞满，脉濡缓，舌红苔腻或舌白腻，脉濡滑。治宜升阳除湿，固崩止血。用升阳除湿汤加味：羌活 10 克，柴胡12克，苍术12克，黄芪20克，防风10克，甘草5克，升麻10克，藁本10克，蔓荆子10克，独活10克，茜草根15克，侧柏叶15克。此方乃从名医李东垣验方化裁而来，应用于崩漏湿重很有疗效，并可治妇人带下证。

偏于热重，症见崩漏量多，血色紫红，并带腥臭气，心痹口渴，小腹部阵痛拒按。舌红苔黄干，脉象滑数。治宜清解血热，凉血止崩。方用《万病回春》中湿清饮化裁：黄连10克，黄柏10克，黄芩10克，栀子炭10克，当归10克，川芎3克，赤芍10克，生地30克，丹皮10克，地榆炭10克。梁师认为：血病宜用四物，这是常法。补血药中加入清热药，是反治，也是寒热并用法。故这方子对体质湿热的崩漏患者有较好疗效。

⑤血瘀证

血瘀崩漏多见小腹疼痛或胀痛，漏血不止或时下时止，血色紫暗成块。临床上亦有的患者行刮宫术后血行自止，又是本类证型的特征之一。舌紫，其脉象多沉涩。宜行瘀逐秽、止血固经法。用古方失笑备金散：五灵脂12克，生蒲黄10克，香附子10克，当归尾6克，黄芩10克，炒山栀10克。清水煎好后冲入米醋一杯，温服。本症亦可用逐瘀止崩汤治疗。本"陈瘀不去，新血不生"。故血瘀证必须逐瘀荡秽。失笑备金散载于《赤水玄珠》《医学纲目》《太平圣惠方》等多种古代医籍，可见其效验确切。梁师应用时，常喜在原方基础上加益母草15克，施治于许多刮宫术后血仍淋沥不断的患者，每获良效。

病例四：

李某，30岁，已婚，工人。初诊：1990年7月11日。

诉：月经不调已5年，经量过多已7个多月。患者自谓有功能性子宫出血史。1988 年 6 月曾大出血一次，后施刮宫术并服中药止血。此次发病，血量多且有瘀块，腹痛胀坠，口干，头痛，眩晕。因病况反复，故来就诊。

月经史：14 岁来潮，周期 28 天，经行日期 6 天。近 5 年来周期常 15～40～70 天，经行 9～12 天。生育史：1 胎。

查体：面色潮红，眼眶黯黑，唇紫黑，舌质有紫气，舌边有瘀斑块，苔净，脉沉涩。查心肺无异常，肝脾未扪及，腹痛拒按，红色鲜红瘀块大小不等，量多。

血象：红血球 3.2×10^{12}/升，血色素 75 克/升，白血球 4.0×10^{9}/升，出、凝血时间皆为 3 分钟，血小板 12×10^{12}/升。

妇科检查：子宫略大。诊刮病理报告：子宫内膜增殖症。

诊断：功能性子宫出血症（气滞血瘀型）。拟活血化瘀，方用逐瘀止崩汤：

艾叶 10 克，阿胶 12 克（烊化），茜草根炭 15 克，丹皮 10 克，乌贼骨 30 克，五灵脂 12 克，蒲黄炭 10 克，白芍 12 克，生地 30 克，田七末 6 克（冲），甘草 6 克，煎服 3 剂。

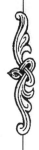

二诊：谓服药第 1 剂后，出血块色泽鲜红量多；第 2 剂后，血量逐渐减少；至第 3 剂血已停止，再用上方 3 剂。

三诊：谓服 4 剂药后，又再淋漓出血，但血已转淡；再服第 5 剂，血又渐止；服第 6 剂后，腹痛已止，胀坠感已退，血已全止了。因脉象无变化，舌质已转红，瘀斑退去。再用上方 3 剂。第四次来诊，为求以后疗效巩固，用六味地黄汤加二至丸，方如下：

山茱萸 12 克，生熟地各 15 克，泽泻 10 克，丹皮 10 克，山药 15 克，云苓 12 克，女贞子 10 克，旱莲草 30 克。共煎

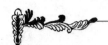

服 12 剂。

停药 26 天后，月经如期来潮，色红，量中等，无瘀块。5 天全净。观察 1 年，未见异常。

【按语】本病例先有月经不调 5 年，现又经量多 7 个月，属气滞血瘀型崩漏症。梁师常谓：抓此症要注重两个特点：一是经血有瘀块，少腹痛坠；二是多有刮宫人流后血行自止的特点，可作为辨证特征。再结合患者舌象脉象，常可鉴别。治疗时取用活血化瘀的逐瘀止崩汤治之。但这类患者一定要注意巩固疗效。

⑥气郁证

因肝气郁结而致崩漏，患者多有精神抑郁，或心情紧张史，致使经期紊乱，渐成崩漏，经血多淋沥不畅，少腹胀痛，兼易怒易悲、多疑善感等症状。多见于妇女更年期综合征。治宜清肝达郁，凉血止崩。用清肝达郁汤（自拟方）：柴胡 10 克，当归 10 克，赤芍 10 克，茯苓 12 克，甘草 10 克，丹皮 10 克，栀子 10 克，橘叶 10 克，菊花 10 克，薄荷 6 克，地榆 20 克。如血已止，可改用归脾汤加地榆以巩固疗效。

4. 几点体会

①梁师认为：古之"塞流、澄源、复旧（固本）"六字法则，确能概括治疗崩漏大法，但应用时不宜截然分开，常互为因果。澄源以塞流为先着，而塞流离不开澄源；澄源为固本，而固本亦当澄源；而某些病例，固本即起塞流作用。所以，三法宜互参互用，方为万全。

②崩漏之症，除心脾两虚型可少量施用当归外，其他证型必须慎用，因当归易于动血兴阳助火，以免违反"实实"之戒。中医典籍如《张氏医通》《济阴纲目》都曾经提及当

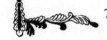

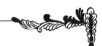

归不宜用于止血，这点卓识，实为经验之谈，值得借鉴。此外，鹿茸在崩漏证中，亦不宜滥用，同样谨防其动气血兴阳，造成崩漏不止。

③崩漏症血止之后，善后巩固治疗实为重要环节，因患者往往因出血过多，造成体虚难复，甚者旧病复发，或变生他症。此时应针对不同情况，坚持长服巩固药物，或辅以食疗一段时间，以臻全功。

胎漏治疗四法

梁师对先兆流产的治疗积有丰富经验，其四大法则施用于临床每获良效，现介绍如下。

①清热益阴安胎法：方由生地、白芍、茜草根、苎麻根、大小蓟、女贞子、旱莲草组成。适用于热扰冲任而血妄行者。主治妊娠期间，阴道流血，血色鲜红或夹瘀块，胎动下坠，小腹作痛，或阵阵热痛漏红，口干咽燥，渴喜冷饮，或身热面烘，或胁痛，心烦不寐。便秘溲黄，舌质红，苔薄黄而干，脉滑数或弦细数等。究其病因，多为素体阳盛，过嗜辛辣热物；或误服大热过补药物，热壅于内；或怀孕后精神抑郁，怒气伤肝，肝郁化热，所谓"五志之动皆化为火"；复加孕后血聚养胎，阴虚阳盛，以致血热下扰冲任，迫血妄行，损伤胎元，引起胎动不安，胎漏下血。正如《傅青主女科·小产》所说："血寒则静，血热则动，动则外出而莫能遏，又安得不下流乎？"这类原因引起的胎动不安多为实证，辨证较易。本法以生地、白芍凉血平肝养阴；茜草根、苎麻根、大小蓟凉血止血；女贞子、旱莲草滋肾养肝。若热甚加焦栀子、炒黄芩；下血量多加地榆炭、阿胶；阴虚甚加龟

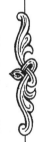

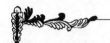

板、牡蛎。

病例一：

刘某，女，24岁，工人。1989年5月3日初诊。

患者怀孕3月后，阴道出血3天，诊为先兆性流产。应用中西药治疗效果不显，转来门诊。察其面色潮红，内热心烦。舌质红，苔薄黄，脉滑数有力。证属过食辛辣，热壅血中，迫血妄行。傅青主云："泄其火之有余，则血不必止而自止矣。"治宜清热益阴安胎法，方用：生地、苎麻根、龟板、牡蛎（先煎）各30克，大蓟、小蓟、地榆炭、女贞子、旱莲草、阿胶（烊化）各15克，黄芩、甘草各10克。清水煎服。服药3剂，出血量已减，仍有心烦口渴，热尚未清，再用清热固摄：上方加生龙骨（先煎）20克，茜草根炭10克。进药3剂，出血停止，诸症消失，改服知柏地黄汤以善后。年底足月产下一男孩，母子平安。

【按语】此乃过食辛辣所致妊娠胎漏症。梁师诊断为热壅脉中，迫血妄行之先兆流产实热证。予清热益阴、安胎固摄之法，泄其有余之火邪，病因一除，用药6剂后即见显效。

②举元固摄安胎法：方由黄芪、升麻、党参、白术、熟地、桑寄生、艾叶、山药组成。适用于气虚血亏损伤胎元者。明·张景岳在《妇人规》中说："胎气有虚而不安者，最费调停。然有先天虚者，有后天虚者，胎元攸系，尽在于此。……然总不离血气之虚，皆当以胎元饮为主。"罗元恺教授亦认为：胎动不安有因虚而致，临床上最为多见。其中有由于先天禀赋不足，或因后天不注意生活起居，过度疲劳，妊娠以后，因需血养胎，气以护胎，气血虚弱则不能护养及固载胎元，以致胎动不安，或堕胎、小产。临床常见妊

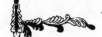

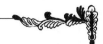

娠期间腰腹酸胀，胎动下坠，或阴道漏红，色淡量少，面色㿠白或淡黄，头晕神疲，四肢乏力，食欲不振。甚或腹痛加重，出血增多，其胎欲堕。舌质淡，脉多见濡细或虚缓无力。这类原因的胎动不安，常以虚证表现为突出，可予举元固摄安胎法治之。本法以黄芪、白术、党参、山药补气健脾；升麻升陷载胎；熟地、桑寄生益肝补血；艾叶温里固胎。若血下过多可加龙骨、牡蛎；腹痛腰酸加白芍、续断；心悸失眠加熟枣仁、五味子。

病例二：

范某，女，28岁，干部。1990年8月13日初诊。

患者结婚一年余，平素体弱。现怀孕3月，1周前伤食腹泻，现已治愈。2天后即出现少腹坠痛，阴道流血，但不甚多，即到医院妇产科检查：子宫体增大，宫口未开，诊断为先兆流产。应用止血针药无效。诊见面色㿠白，神疲懒言，小腹胀坠，出血不止，但色淡如洗血水，心悸不安，夜不能寐。舌质淡，苔薄白略干，脉沉弱。证属中气不足，冲任不固，发为胎漏。治宜扶脾统血、固摄安胎法：炙黄芪（先煎）、牡蛎（先煎）各20克，白术、茯苓各12克，炙党参、阿胶（烊化）、桑寄生各15克，白芍、炙甘草、艾叶炭、大枣各10克，生姜3片。清水煎服。连服3剂，阴道流血转淡红色，时断时续，头晕心悸减轻，夜已能睡。知药已奏效，守原方再进3剂。药后出血停止，其余诸症大减，唯胃纳不馨，改用参苓白术散调理，并嘱饮食将息。后足月顺产一男孩，母子平安。

【按语】此乃孕妇体弱并伤食后所致先兆流产病案。缘起中气不足，冲任不固，发为胎漏。故宜益气统血，固摄安胎。二诊后出血停止，再用健脾法和饮食调理，巩固胎元而

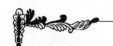

善后。

③固肾益精安胎法：方由菟丝子、桑寄生、杜仲、山茱萸、续断、阿胶、鹿角霜、山药、血余炭组成。适用于肾元大亏难系胎者，冲任二脉，隶于肝肾，而胎系于肾，肾元壮则固而自安。若素体肾虚，或房事伤肾，肾阴耗伤，冲任失养；或肾阳亏弱，无以生养胎气，冲任不固，胎失所系而引起胎动不安、滑胎、小产。正如傅青主所说："大凡妇人之怀妊也，赖肾水以荫胎，水源不足，则火易沸腾……精大泄则肾水益涸，而龙雷相火益炽，水火两病，胎不能固而堕矣。"临床症状多见妊娠期腰痛如折，小腹下坠，带下连绵，或素有滑胎、小产史，阴道流血，头晕目眩，耳鸣，尿频。偏肾阴虚者，舌质淡，脉沉细而弱。治疗以补肾安胎为大法，再细辨其属阴属阳，兼损何脏病，与固肾益精安胎法加减治之。本法以菟丝子、山茱萸补肾益精；桑寄生、杜仲、续断固肾壮腰以系胎；山药益脾；鹿角霜温肾固涩；阿胶、血余炭以养血止血。属肝肾阴虚者加女贞子、旱莲草；偏于阳虚者加巴戟天、覆盆子；气虚者加黄芪、白术。

病例三：

杜某，女，31岁，农民。1991年11月3日初诊。结婚8年，曾生育1胎，流产2次，每次均在怀孕3个月后发生。流产后失于调理，今又怀孕4个月。孕后带下连绵，腰背酸痛，常头晕耳鸣。近3天来觉小腹下坠，腰骶部酸痛难耐，腹痛漏红，色鲜量少。察其面色萎黄，精神忧郁，恐惧不安。舌质淡，苔薄，脉两尺沉细弱。妇产科诊断为习惯性流产前期，嘱其住院治疗，患者因经济紧张而改就门诊。证属脾肾两亏，冲任不固，宜用固肾益精安胎法治疗：阿胶（烊化）、菟丝子各20克，山药、杜仲、桑寄生、续断各15克，

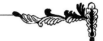

鹿角霜、大枣各 12 克，五味子、血余炭（研冲）各 10 克。服药 3 剂后，腹痛已止，漏红大减，但腰痛小腹下坠未除，头晕耳鸣，神疲乏力。胎气不固，仍有流产之虞，原方加黄芪 20 克，白术 12 克，艾叶炭 10 克，服 3 剂后，漏红已止，头晕耳鸣、腹坠、腰酸均见改善，惟尺脉仍弱。继续调理脾肾二经，以固胎气，并嘱多服血肉有情之品调养。次年顺产一女婴。

【按语】此乃屡孕屡堕，应期即漏之习惯性流产病案。梁师诊为脾肾亏虚，冲任不固所致。缘由产育人流过多，又失调摄，肾精亏耗，阴阳俱虚，致冲任空虚，胎元难固。予益肾扶阳、填精补气的大剂及血肉有情之品以补营血而痊愈。

④补气和血安胎法：方由黄芪、白术、人参、阿胶、艾叶炭、白芍、桑寄生、菟丝子、三七组成。适用于闪挫跌仆伤胞胎者。孕期不慎，跌仆闪挫，直伤冲任胞胎，或因劳力过度，间接使胎元受损，均能发为胎动不安，引起胎漏出血，甚则小产。傅青主谓："妊妇有跌仆闪挫，遂致小产，血流索块，昏晕欲绝者。"即此一类。症见妊娠期外伤后突然小腹疼痛，胎动下坠，腰酸，阴道流血。损伤甚或日久者，则见小腹硬痛拒按，下黯色血。脉见沉细无力或沉弦细涩。临床上可用补气和血安胎法加减治之。本法用黄芪、人参、白术以益气；阿胶、艾叶炭以和血止血；白芍缓急敛阴；桑寄生、菟丝子固肾安胎；因其外伤受损，故不可忘化瘀行滞，配以三七，即取其去瘀止血镇痛之功效。腰痛甚可加续断、杜仲；瘀血甚加蒲黄、棕榈炭。

病例四：

赵某，女，25 岁，店员。1992 年 4 月 2 日初诊。怀孕

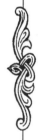

3 个月，不慎骑车跌仆，损伤冲任。翌日即腹中疼痛，小腹下坠。3 天后阴道流血，色黯。诊见面青舌黯，腰痛如折。脉象弦细涩。此为跌仆损胎，内有蓄瘀所致。用补气和血安胎之法治之：黄芪、阿胶（烊化）、菟丝子各 20 克，党参、桑寄生各 15 克，白术 12 克，艾叶炭、白芍、续断各 10 克，三七粉（冲服）5 克。清水煎服。6 剂后诸症消失，嘱其静卧调养。年底顺产一男婴，母子平安。

【按语】此乃病起跌仆伤胞胎之病案。为外伤损胎，内有蓄瘀所致，予益气和血安胎之法，以祛瘀止血镇痛而治愈。梁师指出，此类患者用药宜慎重，必须要在补益之剂下选用和血祛瘀之品，寓攻于补，做到适可而止，血止则已。免伤胎气或动阴血之虞。

先兆流产的病因病机较为复杂，临床表现亦同中有异，异中有同。正如《妇人规》所说："凡妊娠胎气不安者，证本非一，治亦同。盖胎气不安者，必有所困，或虚，或实，或寒，或热，皆为胎气之病。"仅就梁师个人临床心得而言，法虽分四，而治疗目的则一，即以安胎为主。古人有胎系于肾之说，故扶正补肾实为治疗本证的主要原则。《景岳全书》谓："妇人肾以系胞，而腰为肾之腑，故胎孕之妇最虞腰痛，痛甚则坠，不可不防。"所以临床常以腰酸腰痛为其先兆，同时腰痛、腹痛和漏红三个症状的轻重程度与本病的预后直接有关。凡腰痛甚、腹痛甚且坠胀者，或流血量多而持续不断者，其胎难以保全。如发现胎死腹中，必须立即进行引生术。反之，则安胎较易。梁师强调漏红为先兆流产四大主症之首要症状，对病人情绪和病情预后影响甚大，所以治疗首要在于止血，但止血之道，不能一味涩固，而必须针对病因进行治本澄源。尤其是佐用炭类等止血药时，宜细分精选，

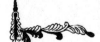

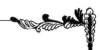

则效果更佳，且能避免留瘀之患。如气虚血亏可选用血余炭、棕榈炭；阴虚用淡鱼骨、藕节炭；阳虚用鹿角霜、灶心土；脾虚用阿胶、艾叶炭；实热用蒲黄炭、侧柏叶炭；若血瘀则用花蕊石、三七粉等。总之，宜辨证用药，做到血止则已。本病证见诸临床，大都先由母体内脏疾病而影响至胎气，尤与肝、脾、肾三经关系最大。因肝、脾、肾三经与冲任二脉之联系最为密切，而胎儿之滋养，全赖冲、任二脉之气。所以，治疗上因母病而胎动者，但治母病，其胎自安；有因胎之不固，累及母病者，则安其胎即病愈，此为安胎两大法门。又此病当以预防为先，尤其是有滑胎病史者，其肾元本虚，须及早进行预防，除注意孕期卫生外，可常服扶正补肾之品，让其顺利度过上次堕胎月份，方保安全。

带下治疗经验

带下病属妇科范畴，梁师常按白带、黄带、赤带、五色带进行辨证治疗。

1. 白带异常须辨证

妇女病理范围的带下，称为"白带异常"，可表现为色、质、气味的改变。如白带过多，或夹有其他色泽，或粘稠如脓液，或稀薄如水状，气味臭秽，并伴有灼热疼痛、瘙痒、腿软腰酸、小腹胀痛等局部及全身症状。梁师认为凡遇带下病，须首先作详细妇科检查，予以确诊，再根据不同症状和带下色泽辨证施治。临床常见有白带、黄带、赤带、五色带等。女性生殖器官炎症、肿瘤等疾患均有白带异常症状出现，只有辨证准确，取众家之长，巧妙运用理法方药，才能取得治疗效果，从而丰富和发展带下病的治疗。普通带下，

若外观与生理白带基本相似，量多无异味。患者面色㿠白或萎黄，腰痛神倦，舌淡苔白，脉沉缓。主责于脾肾二脏及任、带二脉亏虚，湿注下焦所致，可予补肾健脾、升阳除湿治疗，以完带汤为基本方，加鹿角霜、菟丝子、鱼骨、椿白皮以温肾收涩止带，若气虚甚者，加黄芪、防风，用玉屏风散，以益气祛风胜湿治疗，每获良效。

2. 黄带宜从湿毒医

妇女若带下色黄，质稀薄，甚至黄绿如脓，伴有腐臭气味，外阴瘙痒难忍，坐卧不安。间见低热，尿短赤，口苦咽干，舌质红，脉滑数。常见于滴虫性阴道炎，老年性阴道炎，阴道异物，慢性宫颈炎，宫内膜炎及宫腔积脓患者。此则提示为湿毒秽浊之邪乘经行产后之虚，直伤胞脉，以致带脉失约。治宜清热解毒，祛湿止带。金银花、蒲公英、茵陈、紫花地丁、大青叶、白鸡冠花、椿根皮各15克，连翘、败酱草、桔梗、蒲黄各10克，琥珀10克（冲），升麻15克，生鳖甲20克，清水煎服。如顽固缠绵黄带，乃湿热毒盘踞任带脉所致。宜以清热通淋、化瘀排秽的外洗方辅助治疗。大黄、苦参各30克，蛇床子、贯众各12克，金银花20克，百部15克，黄柏15克。上药煎汤熏洗外阴后坐浴30分钟。亦可作阴道冲洗剂。如查见滴虫，上药加乌梅15克同煎。若带下如豆腐渣样，阴道痒甚，查见霉菌、念珠菌，上药可加硼砂、朴硝各10克同煎。如属老年性妇女阴道炎，带下黄色或夹血色，可加椿根皮、甘草各10克，同煎熏洗坐浴。

3. 血带虚实治分明

妇女带下量多，色泽赤白相兼，或夹血水流出，质黏稠，淋漓不断，有臭秽气。此为血色带下，常见原因有重度

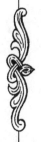

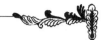

宫颈糜烂，子宫颈癌，恶性子宫体肿瘤等。有时老年性阴道炎及阴道异物刺激亦可出现血性白带。梁师认为，中医学早就将血色带下纳入赤白带下和五色带下范畴内进行辨证治疗，本病多呈虚实夹杂。正如《妇科玉尺》云："内火盛，阴虚烦热而赤白带下。"《医宗金鉴·妇科心法》亦说："更审其带久淋沥不畅，或臭或腥秽，乃败血所化，是胞中病也。"其证候描述与女性生殖器恶性肿瘤晚期症状相似。临床上必须结合妇科检查，以排除恶变，故为医者应该有所警惕。

①赤白带的临床表现：症见赤白带下，量多粘稠，气味臭秽，少腹胀坠，腰酸，下阴瘙痒。舌红苔黄，脉细数或弦数。多因郁怒伤肝，肝旺脾弱，湿热伤络而致。治宜泻肝扶脾，养阴清热为治。可用柴胡、侧柏叶、黄连、黄柏、白术、龙胆草各10克，香附12克，椿根皮、赤白芍各15克，白石脂30克为基本方，清水煎服。若气虚加五爪龙或黄芪30克，太子参15克；阴虚甚加旱莲草15克，女贞子15克；腹痛甚合失笑散或金铃子散；血水量多加黑荆芥10克，棕榈炭10克，茜草根15克。

②五色带下的临床表现：症见带下杂现五色，色随秽液而下，脐腹阴部疼痛拒按，形体消瘦，神疲气怯，面色无华或暗晦黧黑，舌紫黯有瘀点，脉沉涩。病因湿毒内蕴，损伤胞宫，日久肝肾亏虚，积久溃腐所致。有近于现代医学的宫体晚期癌变。《诸病源候论》所说的："由劳伤气血，损伤冲脉、任脉，致令血与秽液兼带而下也。"本病应早期确诊，采用中西医结合积极治疗。中药运用方面，梁师告诫因病起瘀毒交缠，不能专以止涩，宜予祛瘀解毒、清热养阴、定痛止带之剂。药用当归、赤芍、黄连、黄柏、栀子各10克，

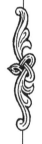

川芎5克，延胡索10克，生地、败酱草、白花蛇舌草、蛇霉各15克，清水煎服。若瘤体坚实，加炒穿山甲15克，莪术10克；夹瘀块量多者加丹参15克，泽兰10克；疼痛甚者加三七6克，五灵脂10克。带下现黑色居多者为肾阴亏损，加山茱萸15克，知母12克，旱莲草15克，炒龟板15克（先煎）。又据梁师临床经验，此类患者带下症状控制后，往往因久病精血亏耗，真阴难复。症见口腔糜烂，五心烦热，溲赤便干，失眠虚烦，舌绛无苔，脉细数。治宜养阴生津，扶元固本。可用康滋萃饮：花旗参、沙参、玉竹、女贞子、麦冬各10克，阿胶15克（烊化），山药15克，牡蛎30克，浙贝母、金银花各15克，丹皮、合欢皮、炒枣仁各12克，甘草6克。清水煎服。每日1剂，连服数周，可获较好疗效。

病例一：

袁某，女，36岁。1997年6月11日初诊。带下赤白3年，量时多时少，质稠黏，味微腥臭。近9个月来症状加重，常带下数月不止，绵绵不断伴小腹隐痛，月经先后无定期，量少夹血块。虽经中西医治疗，但效果欠佳。刻诊经净1周，白带量多，红白相杂，状若桃红，质稠黏味腥臭，小腹绵绵作痛，腰骶酸痛，阴痒，头晕倦怠，手足心灼热，梦多烦躁。舌质红苔薄白，脉沉细。妇检：宫颈中度糜烂。B超示：子宫及双侧附件未见明显异常。梁师认为，此乃患者长期带下耗损，气阴亏虚，任带不固，胞络失约，加以虚火妄动，灼伤血络，故成带下赤白绵绵之候。诚如《医学启源》谓："缘任经脉虚，结热滞于带脉，故脐下痛，阴中绵绵而下。"治疗宜益气滋阴、清热止带为法。处方：太子参15克，山茱萸12克，女贞子15克，旱莲草15克，丹皮

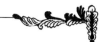

10 克，山药 15 克，黄柏 10 克，白石脂 20 克（先煎），椿根白皮 10 克，鱼骨 15 克，茜草根 15 克，6 剂，日服 1 剂，水煎服。6 月 17 日复诊，药后带量明显减少，带中仍间夹少量血丝，颜色淡红，腰骶酸痛减轻，舌尖红，苔薄白，脉细。再用上方加鹿角霜 12 克，黄芪 20 克，益气固摄冲任。9 剂后血带已止。继如法进退，调治 2 月后，带下诸症悉除，至今未再发。

【按语】 梁师认为，带下等妇科病与肾主封藏，脾主运化，肝主疏泄有密切相关。本例患者因久病耗损，损肾及脾，任带不固，胞络失约，复又阴虚肝火妄动，灼伤血络，形成虚实夹杂之顽疾，故治疗时宜标本兼顾，先予益气滋阴、清热止带，以扶正祛邪，再用固摄冲任以培本善后。如是调治 2 个月，方可使 3 年带下顽疾者脱离苦海。

病例二：

张某，女，38 岁。1993 年 3 月 29 日初诊。患者 1992 年 5 月诊为子宫肌瘤，经中西药治疗半年后，B 超检查肌瘤已消失。但自 1993 年 1 月份月经来潮后，白带持续 3 个月仍淋漓不净，色淡质薄，腰酸下腹坠。曾服中西药，疗效不佳，遂来门诊。就诊时症见形体消瘦、面色㿠白、气短心悸。舌质淡红，苔白，六脉细弱。妇检：子宫大小正常，活动良好，附件未扪及肿物及包块，子宫颈中度糜烂。B 超示：子宫及双侧附件未见异常。中医诊断：带下证（气虚不摄）。西医诊断：子宫颈炎。治宜益气升陷，固冲止带。梁师用举元汤加味：黄芪 30 克，白术 15 克，升麻 10 克，党参 15 克，柴胡 12 克，甘草 5 克，荆芥 10 克，菟丝子 12 克，芡实 15 克，金樱子 15 克，鹿角霜 15 克。12 剂，日 1 剂。用清水煎服。二煎再服，日服 2 次。嘱患者注意休息，避免

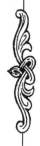

体力劳动，忌生冷饮食。4月11日复诊，药后精神安舒，白带减少。舌淡红，苔薄白，脉弦细。药已见效，再用举元汤加龙骨、牡蛎固涩，以巩固疗效。

【按语】患者素体脾虚，脾虚气陷，统摄无权，致冲任不固，带下，量多清稀，淋漓不净；气虚火不足，故带下色淡而质薄；阳气不布，故面色㿠白。舌淡苔白，脉细弱为气虚之象。综合脉症，病位在脾，证属脾虚气陷。用固冲止带、益气升陷之剂而愈。

子宫肌瘤治疗经验

梁师认为：本病以胞宫受寒邪所侵，气血凝结，脉络不畅为主因。正如《灵枢·水胀》曰："石瘕何如？……石瘕生于胞中，寒气客于子门，子门闭塞，气不得通，恶血当泻不泻，衃以留止，日以益大，状如怀子，月事不以时下。"而又常兼夹肝气郁结和痰湿阻滞。临床表现多见月经变化，月经量多或经期延长，或阴道不规则出血，子宫部可触及或查到胞块，下腹或胀，或痛，或满，腰酸，带下增多，小产，不孕等症。子宫肌瘤形成后，往往导致正气日虚，邪气愈盛，故本病后期，正伤邪恋，患者往往虚实错杂，瘤疾缠绵，给妇女在生理和心理上带来不良影响。本病由于有"B超"等现代医疗先进技术检查手段，诊断并不困难，但治疗上应充分运用中医辨证论治，视邪正双方具体因素而拟方用药，往往可取得较显著疗效。临床应用以温经散寒消结、舒肝解郁除癥、破血逐瘀软坚及豁痰行凝消块为四大法则。

1. 温经散寒消结法

适用于子宫肌瘤初起。多因经期、产后，血室正开，风

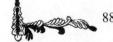

寒乘虚侵入下焦，凝滞气血所致。症见下腹积块，少腹冷痛，月经来潮更觉疼痛难忍或淋漓不断，喜温喜按，肢体不温，白带清稀，或痛时伴呕清涎，舌淡，苔白，脉弦紧或沉弦。治宜温经散寒，养血消结。方选温经汤加减。处方：吴茱萸、艾叶、当归、桂枝、香附、丹皮各10克，党参15克，川芎5克，白芍12克，甘草6克，姜枣为引。方中吴茱萸、桂枝温经散寒，通利血脉；艾叶、香附理气暖宫；川芎、当归、白芍养血祛瘀，调经止痛；丹皮凉血止血；党参、甘草益气健脾以统血。全方温经暖宫散寒，养血祛瘀消结。

加减法：经量过多或淋漓不止，加阿胶、旱莲草；腹痛甚加延胡索、广木香；呕吐清涎加半夏；心烦虚热加白薇；白带多加海螵蛸。

2. 舒肝解郁除癥法

适用于时间较长迁延不愈的子宫肌瘤。多由郁怒伤肝，气血运行受阻，遂成癥瘕，薛立斋所谓"多兼七情亏损，五脏气血乖违而致"。临床症见精神抑郁，胸闷胁痛，下腹胀满，肿块不坚，推之可移，随气上下，疼痛不舒，或月经期间疼痛加剧，或月经先后无定期，舌淡苔白，脉沉而弦。治宜舒肝解郁，理气除癥。方选：丹栀逍遥散合香棱丸加减。处方：柴胡、白芍、茯苓各12克，白术、丹皮、当归、广木香、莪术、三棱各10克，益母草15克，甘草5克。方中柴胡、广木香疏肝解郁理气；白芍、当归、丹皮养血柔肝，凉血祛瘀；茯苓、白术、甘草益气补中以缓肝之急；三棱、莪术、益母草破血祛瘀，消癥除积。全方共奏舒肝解郁、理气除癥之效。

加减法：肌瘤较大者加炒穿山甲、牡蛎；经行滞涩量

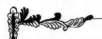

少，腹痛难忍加延胡索、丹参或蒲黄、五灵脂。

3. 破血逐瘀软坚法

适用于肌瘤日久，久治不愈者。多由气血凝滞，邪瘀搏结而成癥积痼疾。临床症见月经周期缩短，经血暗红瘀块，骤然下血甚多，以后又淋漓不断或闭经。胞中积块坚硬，固定不移，下腹疼痛拒按，形体瘦弱，面色晦黯，肤干失润，唇舌紫黯或有瘀斑，脉沉伏或沉涩。治宜软坚散结，破瘀消癥。方选：蓬莪术丸加减。处方：莪术 15 克，炒鳖甲20 克，当归、赤芍、桃仁、大黄、蒲黄、五灵脂、桂枝各10 克，槟榔 12 克。方中莪术、鳖甲破癥体消积软坚；当归、赤芍、桃仁养血活血；大黄、槟榔推陈去积，攻瘀荡邪；失笑散通利血脉，散结止痛；桂枝温经通阳。全方具有逐积消坚、祛瘀除癥之效。

加减法：月经过少或闭经者加怀牛膝、泽兰、茺蔚子；月经过多、崩漏不止加侧柏叶炭、血余炭、琥珀；腹痛剧烈加延胡索、乳香、没药；瘤体坚硬加炒穿山甲、土元。

4. 豁痰行凝消块法

适用于宫瘤包块初中阶段，脾失健运，聚湿成痰，壅阻胞络，遂成癥瘕者。症见腹大如怀孕状，按之包块柔软。时时作痛。月经衍期或闭经，带下较多，色白黏腻或黄稠。形体肥胖，头眩如冒，胸脘满闷，或见咯痰，舌黯，苔白腻，脉沉滑濡细。治宜理气豁痰，燥湿消块。方选：三棱煎合海藻玉壶汤加减。处方：三棱、莪术、厚朴、制南星各10 克，法半夏、枳实各12 克，夏枯草 20 克，海藻、昆布各15 克，牡蛎 30 克。方中三棱、莪术破血除癥；法半夏、制南星燥湿豁痰；枳实、厚朴理气消积；夏枯草、海藻、昆布、牡蛎祛痰软坚散结。全方具有理气豁痰，消积除癥之功效。

加减法：脾胃虚弱，纳差神疲者加党参、白术；气滞甚者加苍术、青皮；痰涎壅盛加金礞石、皂角仁、葶苈子。

病例一：

杨某，女，37岁，干部，1992年7月21日初诊。因月经来潮腹部剧痛而就诊。谓婚后产一男孩。近两年来痛经逐月加剧，周期延长，月经淋漓，色淡红。头晕面青白，四肢不温，腹喜温敷。白带清稀量多，舌淡边有齿印，脉沉细涩。1992年7月18日查核磁共振（MRI）诊断：①子宫肌内异常信号，可考虑为多发性子宫腺肌瘤（子宫体明显增大，其前上后侧壁有数个大小不等、边界部分清楚病变信号）；②右侧附件囊肿（约4.8厘米×5.0厘米×7.0厘米大椭圆形囊性肿块）；③盆腔炎。证属阳虚内寒，冲任胞宫失煦，寒凝血滞而成癥。治宜温经暖宫、养血消结。用温经散寒消结法治疗。处方：吴茱萸、桂枝、香附、丹皮、艾叶各10克，川芎5克，当归、白芍、乌药、延胡索各12克，党参20克，生姜5片。7剂，日1剂，复煎1次，温服。1周后月经干净，腹痛大减。仍宗上方加莪术10克，炒鳖甲15克以消癥散结。连服4周，精神日渐转佳，面色红润，经来腹痛大减，周期正常。守此方选加牡蛎、益母草、炒穿山甲、三棱等药进退，连服3个月后，诸症悉除。复查核磁共振（MRI），与1992年7月18日（MRI）片比较，右侧卵巢异常信号灶消失，子宫体积缩小，现无明显异常信号。诊断：盆腔、子宫及附件形态及信号大致正常。随访至今，未见复发。

【按语】子宫肌瘤为妇科较常见的良性肿瘤，其主要原因为气血凝聚，或痰郁血瘀而成。本病例症起阳虚内寒，胞宫失煦，寒凝血滞而成肌瘤。治以温经暖宫、散寒消结法而

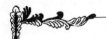

痊愈。可见梁师审因治法，独具经验。

病例二：

罗某，女，42岁，职员，1991年3月22日初诊。因闭经4个月而就诊。自诉少女时即有痛经史，每值行经，少腹剧痛，有时需注射止痛针方解。婚后已产男女各1胎。近两年来月经失调，屡用安宫黄体酮等方能行经。半年来经量减少，有时仅来1～2天，甚至半天。面色黯晦，形体瘦削，神疲腰酸，少腹疼痛，右侧尤甚，拒按，每至半夜低热阵发。舌黯红，舌面右侧有明显暗瘀区约2厘米长，脉沉细涩。经B超诊断为子宫肌瘤（宫后壁偏右可见1个实质性肿物4.3厘米×5.1厘米×4.0厘米，被膜清，内光点分布均匀，无液性暗区）。证属癥瘕，缘由气滞肝郁所致，冲任受损，瘀血凝蓄，肌瘤坚大，瘀阻闭经而兼蓄血发热。《女科经纶》云："善治癥瘕者，调其气而破其血，消其食而豁其痰，衰其大半而止。"治宜破血消癥，逐癥软坚。处方：莪术、炒穿山甲、怀牛膝各15克，炒鳖甲20克，当归、桃仁、桂枝、蒲黄、五灵脂10克，茺蔚子、赤芍各12克，日1剂。连服4周后再诊。服药2周，夜热已除，3周后月经来潮，仍色紫暗量少，经来少腹疼痛难忍。投药后初见成效，再拟上方加丹参、延胡索、三棱、田三七等药以加强散结止痛之力，再服4周，诸症渐除，精神转旺。舌红，苔白，脉细弦。1991年5月21日复查B超示：子宫肌瘤较前明显缩小（2.4厘米×3厘米×2厘米），顾喜肌瘤渐化，患者信心倍增，但虑其久病正虚邪恋。遂改投攻补兼施之剂。守原方进退，并加服人参养荣丸。如是调治至4个月后，于1991年8月27日再经B超复查，子宫肌瘤已全消散。月事正常，身健如初，半年后随访，未见异常。

【按语】本病例为气滞肝郁，冲任受损，瘀血凝蓄所致的子宫肌瘤。病人夜间低热，长期未愈。梁师辨为瘀阻闭经，蓄血发热。故治疗时先予破血逐瘀汤加鳖甲等以协助软坚退热，2周后效显热退。再加强活血之功效。肌瘤渐化后，考虑其久病正虚邪恋，遂投以攻补兼施，终至痊愈。可见治病务在层层剥茧，灵活多变，方为治疗疑难病之上策。

乳腺增生治疗经验

乳腺增生症属中医"乳癖""乳痞""乳中结核"等范畴，为妇科常见病。临床症见乳房周期性或月经前期胀痛，乳房肿块，大小不等，或呈结节状，可发生于一侧、双侧，甚或罹散于整个乳房，更可随情志喜怒而消长。清·沈金鳌《杂病源流犀烛》指出："乳房属胃，乳头属肝，人不知调养，忿怒所逆，郁闷所过，厚味所奉，……遂令窍闭而不通，……是以结核而成乳癖，此女子常患之。"究其病因病机，不外郁怒伤肝，思虑伤脾，冲任失调，气滞血瘀，痰凝乳络而聚结成核。现代医学认为，本症为内分泌失调，卵巢孕激素水平低下，雌激素水平上升，引起乳腺主体和间质不同程度组织增生所致。综观历代医家治疗此病，主要从气滞、痰凝、血瘀三个方面辨证分型，以疏肝解郁、消痰散结、活血祛瘀为主要治则，取得一定疗效。梁师通过长期临床总结，运用复元通气饮化裁治疗乳腺增生症，取得了满意疗效。

复元通气饮组成：青皮、陈皮各 10 克，炒穿山甲、天花粉、浙贝母各 15 克，连翘 12 克，漏芦、木香、生甘草各 6 克。水煎服，日 1 剂。

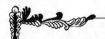

加减法：经前乳房胀痛加延胡索、川楝子各 12 克；乳胀为主加柴胡 12 克，郁金 15 克；肝郁化火，乳房灼热加丹皮 10 克，栀子 12 克；乳核坚硬加王不留行 15 克，莪术 10 克，牡蛎 30 克；气虚加党参、黄芪各 15 克；血虚加鸡血藤 20 克，当归 10 克；脾虚纳差加炒麦芽、山楂、莱菔子各 15 克；阳虚加淫羊藿、鹿角霜各 15 克；若是可疑癌变者，加山慈菇 15 克，海藻、蒲公英各 30 克。

病案举例：

翁某，女，41 岁，职员，1991 年 3 月 14 日初诊。自述双侧乳房有多个肿块，周期性疼痛，月经前期尤甚已 5 年。经多方治疗未愈，平素性格内向。检查：双侧乳房皮色不变，各以上象限为主可扪及 2～3 个大小不等，形如雀卵或核桃状肿块，触之不甚痛，推之可移，韧而不坚硬。腋窝淋巴结无肿大。曾作增生物活组织切片检查，鉴定为乳腺增生及囊性扩大，纤维组织增生。心肺脾肝未见异常。观其舌瘦偏红，苔薄白，脉弦细稍滑。辨证属肝气郁结，痰凝乳络。治宜解郁散结，祛痰软坚。方拟复元通气饮加减。处方：青皮、陈皮、漏芦各 10 克，炒穿山甲、浙贝母各 15 克，全瓜蒌 20 克，柴胡、天花粉、防风各 12 克，广木香、生甘草各 6 克，大枣 4 枚，生姜 3 片。清水煎服，每日 1 剂，连服 7 剂。

1991 年 3 月 21 日二诊：药后乳房胀痛大减，肿块变软时有乳房发痒感觉。药已生效，拟上方加莪术 10 克，牡蛎 30 克，守方再进 2 周。

1991 年 4 月 6 日三诊：双乳房肿块完全消失，亦无压痛。虽时值月经前期，亦无甚痛楚。乃嘱每月经前再服此方 3 剂以资巩固，随访至今，未见复发。

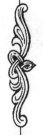

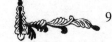

【按语】本例病情与七情因素有关，素有肝脾不和，情怀不畅，致气滞痰凝，郁结于乳络而成肿块结核。治疗大法，当遵照古人"坚者削之""结者散之"的治疗原则，采用复元通气饮加减治之。本方出自《金鉴》，功能疏肝通络，顺气祛痰。可治诸气涩闭，疝气作痛，妇人乳吹等症。本方经化裁后：柴胡、青皮、香附疏肝解郁；苏叶、防风顺气行滞，使"风可胜湿"，杜绝湿痰形成之源；浙贝母、瓜蒌仁消痰通乳开胸；炒穿山甲善通乳络；桔梗载药上行；更以甘草为使，姜枣为引。诸药配伍，药虽貌似平淡，而功专力宏，故而只十余天用药，使五年痼疾，迎刃而解。

不孕症治疗经验

在中医妇科学中，提到不孕症，《山海经》《神农本经》《脉经》称"无子"，《备急千金要方》称为"全不产"，继发性不孕则称为"继绪"。梁师结合历代名医的治疗经验及临床实践，对于本病的常见证候分析，认为有肾虚、肝郁、痰湿等病因。

（1）肾虚：《脏象》谓："肾主生殖。"肾之精气是受孕的基础，肾虚直接影响孕育。而肾虚有肾阳虚和肾阴虚的见证。如为肾阳虚，多为先天禀赋不足，肾气不充；或后天房劳过甚，冲任亏损，胞宫失于温煦，子宫寒冷，不能摄精成孕。症见婚后不孕，月经后期量少、色淡，面色暗晦，性欲淡漠，小便清长。舌淡苔薄，脉细。治宜温肾养血、益气和冲，可用《妇科玉尺》的温肾丸：熟地、山茱萸、巴戟天、当归、菟丝子、益智仁、生地、杜仲各15克，鹿茸、远志、蛇床子各10克，茯苓、山药、续断各12克。共为极细末，

炼蜜为小丸，如绿豆大，每服10克，日服3次，开水送服。根据梁师临床体会，上方对肾阳虚不孕症，属于排卵功能不良的，效果较佳。

如为肾阴虚，多为体质性躁多火，或嗜食辛辣，暗耗阴血，导致肾阴不足，冲任失滋，子宫干涩，不能摄精成孕。症见婚久不孕，月经前期量少，色红，形体消瘦，五心烦热，头晕心悸，腰酸膝倦。舌质红，脉细数。治宜滋阴养血，益肾填精。梁师多年使用其自拟方紫薇种玉汤：紫河车、白薇、熟地、党参、红枣各15克，山茱萸、当归、地骨皮、女贞子、白芍、旱莲草、阿胶、丹皮各10克。清水煎服。

上方对于肾阴不足，形体消瘦，属于排卵功能不良者，效果颇佳。

（2）肝郁：由于平素肝血不足，或盼子心切，以致情怀不畅，肝气疏泄失常，血气不舒则久而不孕。症见婚已多年而种玉无期，月经量少，周期先后不定。经前时感两腋乳房胀痛，或有痛经，性情易怒。舌质暗红，脉弦。治宜舒肝解郁，养血和冲，可用《太平惠民和剂局方》的加味逍遥散：当归、白芍、柴胡、茯苓、白术、香附各10克，合欢皮、玫瑰花各15克，炙生姜3片，甘草5克，清水煎服。

据梁师临床体会：上方对于内分泌功能失调，兼见经前期紧张综合征者，颇见良效。

（3）痰湿：由于素体肥胖，恣食膏粱厚味，导致湿聚成痰，阻滞冲任胞宫，躯满脂溢，不能成孕。症见形体肥胖，婚久不孕，带下多而黏稠，时觉胸闷欲吐，经行后期，量少，甚或闭经。舌苔白腻，脉滑。治宜燥湿化痰，活血导

滞。可用《傅青主女科》的加味补中益气汤：党参、黄芪各15克，柴胡、当归、苍术、白术、法半夏、茯苓、香附、枳壳各10克，升麻、炙甘草各5克。清水煎服。上方对形体肥胖，输卵管不通的患者，疗效颇佳。

病例一：

李某，女，35岁，农民，1991年6月20日初诊。

患者结婚8年未孕，经某医院妇科检查，见子宫较小，略后倾，双侧附件轻度炎症。视其人，身体瘦长，面色萎黄，舌淡红，苔薄白，脉弦。月经参差不定，来潮两天即止，量甚少，色暗淡，平日头晕腰酸。病者说曾服中西药不少，均不见效。梁师乃告之此病可治，需耐心服药。治宜滋养肝肾、和调气血。

处方：熟地15克，当归10克，丹参15克，党参15克，白术10克，菟丝子12克，枸杞子12克，杜仲15克，香附子10克，白芍15克，龟胶12克，鹿角胶12克，山茱萸15克，紫河车10克，炙甘草5克。

复诊：1991年7月18日，服上方28剂后，正值月经来潮，量较前期增多一半，色鲜红，头晕，腰酸减轻，余症同回前。治守原法。

三诊：1991年8月20日，上方继服1个多月，精神好转，面色红润，头晕、腰酸继续减轻。嘱守方再服。

四诊：1991年9月18日，上方已连服两个多月。于1992年12月23日信访，患者来信称服药6个月后已怀孕，1992年8月19日顺产一男孩。

【按语】《内经》谓："女子二七肾气盛，天癸至，月事以时下，故能有子。"肾气乃先天之真阳，天癸乃先天之真阴。肾阳盛，肾阴足，于是月事按时而潮，乃能有子，此例

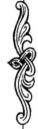

病人月经量少，头晕，腰酸，并非贫血之象，乃是肝肾虚损，故以滋养肝肾、和调气血，方能获效。

病例二：

陈某，女，26 岁，工人，1992 年 7 月 12 日初诊。已婚 3 年，同居未避孕而不孕。自 14 岁月经初潮，每 35～40 天左右一行，量中等，色黯黑，有瘀块，持续 4～5 天。经行下腹冷痛，得温则减。平日白带量多，常全身乏力，精神疲倦，头晕眼花，恶寒畏风，每至经期前后即感冒。曾在某医院妇科检查，除宫颈轻度糜烂外，余未发现异常。经服中药未效而请梁师诊治。

检查：形体一般，面色㿠白，精神萎靡，气短懒言，四肢欠温。舌淡，苔白，脉细弱，尺脉沉迟，辨为肾气虚衰，冲任失调之不孕症，治宜补肾调经、摄精助孕。

处方：熟地 15 克，当归 10 克，丹参 12 克，鹿角胶 12 克，山茱萸 15 克，紫河车 15 克，香附 12 克，炙甘草 5 克，五味子 10 克，覆盆子 12 克。清水煎服。服至 21 剂后月经按期而至，继以上方加续断 15 克，山药 15 克，每日 1 剂，调治 4 个月后即孕，顺产一男婴。

【按语】《圣济总录》说："妇人所以无子，由于冲任不足，肾气虚寒故也。"肾为先天之本，主藏真阴真阳，肾虚真阳不足，命门火衰，不能温煦胞络冲任，胞宫因之不能摄精成孕。故患者往往婚后多年不孕，月经初期推迟，经行后，又常周期延长，经来量少，色淡，面色灰黯，形体消瘦，腰膝酸软，带下绵绵如水。梁师擅用加味毓麟珠合五子衍蠡汤补肾调经治不孕症，常收到满意的疗效。

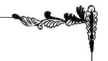

小儿夏季热治疗心得

小儿夏季热，发病原因，目前尚无一致的结论，但据梁师多年来对本病的治疗探讨，小儿夏季热的发病原因可归纳为：

①体虚伤食：因婴幼儿时期，气血未充，禀赋不足，脏腑娇嫩，入夏之后，每因断乳后伤食停痞，气郁化火，蕴而发热。

②病后失调：小儿因患腹泻、肺炎等疾病，体虚不足，尤其气阴不足，入夏之后，不耐暑热耗阴，遂致病发。

③肺胃蕴热：亦有因小儿素有肺胃热盛，盛夏暑热熏蒸，肺胃为暑邪所迫，致肺气与胃阳受损而致本病。

④脾肾两虚：小儿夏季发热缠绵日久，蒸热不止，阴损及阳，肾阳不振，脾阳运化失职，则又可见脾肾两虚而致本病。

关于小儿夏季热，梁师经验为：

①察症状：夏季热的主要症状是发热持续不退，甚者长达整个夏季。气候愈热，发热愈高。常暮热早凉，或早热夜凉。多数患儿皮肤灼热无汗，烦躁不安，饮水频频，小便特别多。正如《医海酌蠡》所谓："暑热伤肺胃阴虚，致成发热、渴、饮、多尿、汗闭之候。"一有以上诸症，即可确诊为本病。

②辨热型：发热持续，热势午后升高，或稽留不下降，是日气温愈高，发热愈甚，多为气阴两虚。若高热不退，患儿兼见恶风流涕，又为暑热夹风。若低热不退，朝盛暮衰，并伴烦躁，食欲减退，面色苍白，或便溏溏频，下肢清冷，

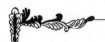

又属脾肾阳虚的证候。

③观舌脉：夏季热的脉象大多滑数，虚数为暑热伤气，细数多为暑热伤阴。舌质多红而干，舌苔多为薄白微黄。但病程转长的多无舌苔，为伤阴所致。又有舌红苔干，不易剥落，又为胃阴亏虚，亟须益阴生津。

小儿夏季热的分型证治：

①伤食停瘀型：症见入夏之后发热，持续不退，无汗尿多，渴欲饮水，小腹胀实，便溏厌食，此症多见于幼儿夏天断乳，或过食生冷饼饵，导致伤食停瘀，瘀积化热，与暑热交缠致成此候。脉多滑数，指纹紫滞，舌红苔黄厚腻。治宜和中消导，清暑泄热。可用梁师自拟的地金保和汤加味：地骨皮、鸡内金、独脚金、青蒿、莱菔子、连翘、神曲、山楂、茯苓、法半夏、陈皮。清水煎服。

若停瘀腹部胀实者，可用蒿甲和中饮以和中消瘀，清泄退热：青蒿、鳖甲、牡蛎、佩兰、枳实、茯苓、神曲、麦芽、水仙子、荷叶、白芍。清水煎服。

②伏燥伏火型：症见持续发热不退，蒸热无汗，作渴而小便如常，烦躁不安，夜睡不宁；或兼咳嗽，但双肺检查无异常病症，或夜热早凉。此乃去岁感于温燥，又逢暑热，伏燥骤发为病；或体内湿热素蕴，暑热湿火并发为病。察其脉数而疾，舌尖红，苔薄白干或黄干少津，为伏燥所致。治宜清金润燥，佐以清暑。可用梁师自拟的加味川贝瓜蒌散治之：川贝母、瓜蒌皮、栀子、黄芩、炙枇杷叶、甘草、地骨皮、青蒿、橘红、天花粉、冬瓜仁。如伏火所致则可用梁师自拟的寒芩四逆汤：寒水石、黄芩、生石膏、柴胡、白芍、枳实、甘草、丹皮、玄参、金银花、灯心球。又有小儿肝火炽盛，症兼见目赤唇红，夜寐躁扰龂齿者，可用泻肝清暑、

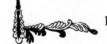

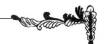

降火生津，用梁师的自拟方三石龙胆汤：生石膏、寒水石、石斛、龙胆草、栀子、生地、柴胡、黄芩、甘草。

③暑伤肺胃型：症见长期发热，持续二三个月，气温愈高，发热愈高，此型多夜热早凉，口渴多饮，小便清白而长。患儿虽病，但精神尚好，玩耍如常，食欲无大变化。此为暑伤肺胃，气阴损耗。治宜清暑透热，益气养阴。可用王氏清暑益气汤加地骨皮、青蒿、白薇、荷叶、白莲花；如症见烦躁不安，夜间哭闹，手足心较热，则可用梁师自拟的育阴清暑二至生脉散：花旗参、五味子、麦冬、竹叶、玄参、葛根、地骨皮、银柴胡、女贞子、旱莲草。清水煎服。

④脾肾阳虚型：症见长期低热不退，朝盛暮衰，精神萎靡，面色㿠白，消瘦，甚或足冷便溏，食欲不佳。舌淡白苔净，脉细数乏力，指纹淡白隐约不清。此型见于本病的中、后期，为久病及肾，上盛下虚之证。治宜温脾固肾，护阴潜阳。偏于肾阳虚者，可用梁师的附桂缩泉饮：附子、肉桂、益智仁、桑螵蛸、乌药、补骨脂、龙齿、石斛、青蒿；偏于脾虚者，则可用举元煎或参苓白术散加地骨皮、白薇，长服一段时间，自然奏效。

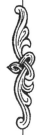

根据梁师治疗夏季热经验，分型用药，均为有的放矢，故多年来运用其自拟方，解决了不少患儿的痛苦。

病例一：

周某，男，3岁。1991年8月21日初诊。

患儿1个月前起发热，高热持续9天，入院治疗后体温下降3天，因索食荔枝七八枚，体温骤然复升高，此后持续不退。屡用多种抗生素、退热药治疗未效，遂出院请中医会诊。住院期间查血常规、肝功能正常。体温38.9℃。形体消瘦，面白唇红，肌肤干燥，触之灼手，肚腹、手足心热，晨

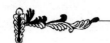

轻暮重，烦渴，口臭，腹痛，拒纳，大便不爽，小便清长。舌红苔白稍厚，指纹紫滞。诊为小儿夏季热（暑伤肺胃，停痞化热）。治宜清里消痞，透解暑热，用地金保和汤加减：地骨皮10克，鸡内金10克，独脚金10克，青蒿10克，莱菔子10克，冬瓜仁15克，枳实10克，荷叶10克，神曲10克，厚朴6克。水煎分多次服，3剂。

8月24日二诊：服上药后，每天泻下2~3次，大便黄褐色，黏腻胶质。发热略减，肌肤微汗出，烦渴减轻。腹胀消除，已肯进粥食。舌较红苔薄白，指纹紫色。痞积已消，宜改投益气养阴、清透暑热之剂。用王氏清暑益气汤加青蒿6克，地骨皮10克，白薇6克。每天1剂。二煎兑服，连服7天。

8月31日三诊：体温已恢复正常，精神眠食日渐好转，口渴消失，暑热已除，肺胃阴津渐复。用花旗参3克，麦冬6克，五味子2克。上药3味，炖猪瘦肉，以巩固疗效。一个月后随访，患儿痊愈。

【按语】患儿因夏日伤暑，肺胃阴伤发为夏季热，复食生冷停痞，痞积化热，积热交阻，高热不退。故先予内下热结，外透暑邪，使痞热暑邪分消，抑其鸱张之势。尔后再投益气养阴、清暑透热之剂而愈。

病例二：

简某，女，2岁半。1992年7月13日门诊。

患儿4周前突发高热、咳嗽。经当地卫生院治疗3天后咳嗽好转。但发热持续不退，时高时低，后转市某医院治疗，用抗生素、激素、抗病毒口服液等治疗无效。体温稽留于39.5℃~40℃之间。梁师会诊时体温39.6℃，形体消瘦，肤热灼手，头及四肢尤甚，无汗，口渴，小便如常，胃纳尚

可。易发脾气，唇干舌嫩红，指纹深红。X 线胸透检查，心肺未发现病变，血及大小便常规检查均属正常。细询其家长，谓患儿去年夏季亦曾有类似发热史近 2 个月。诊为小儿夏季热（暑伤肺胃，气阴两伤），治宜育阴益气，清暑透热。方用二至生脉散加味：

花旗参 10 克（另炖兑入），五味子 6 克，麦冬 10 克，竹叶 6 克，地骨皮 10 克，银柴胡 10 克，女贞子 10 克，旱莲草 10 克，青蒿 10 克，白薇 10 克，生石膏 12 克。清水煎服，3 剂。

7 月 16 日复诊：服药 3 剂后，体温 37.8℃，烦渴略减，舌嫩红，指纹红。效不更方，原方加荷叶 12 克，续服 5 天。

7 月 22 日三诊：体温正常，诸症已除，惟微有口渴，舌质嫩淡红，指纹淡红。三伏时节，虑其复发，予养阴健脾巩固，用参苓白术散去陈皮、砂仁，加石斛、玉竹，连服一周而病痊愈。

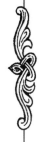

【按语】患儿因气阴素亏，腠理不固，故两年逢炎夏时令，阴阳失于平衡，调摄失度，发为夏季热。本例除通常的肺胃阴伤外，还有久热津亏伤肾阴，故投以育阴益气，佐以清透暑热，使阴平阳秘，自然热退病愈。

梁师还指出：小儿夏季热临床上以长期发热、口渴多饮、多尿、汗闭为特征。本病无并发症，至秋凉多可自愈，但因发热不退，会对小儿体质造成损害，对家长造成严重心理压力，故仍需积极治疗。小儿有"阳常有余，阴常不足"的生理特点。本病属本虚标实之病，故治疗时须时刻注重维护阴津阳气，即使有其他因素，仍当以此为原则。

小儿体质娇弱，易虚易实，汗与小便俱属阴津，异物同源。故王纶《明医杂著》所说"治暑之法，清心利小便最

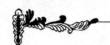

好"的治疗原则，应用于本病时当慎重。仍应以益气生津为大法。又小儿"脾常不足"，治疗时当顾护脾胃功能，俾其气血津液生化之源旺盛，使正气渐强，早日祛邪外出。

热退之后，须巩固治疗，以防来年再发。可用梁师经验方蒿皮四物汤以巩固治疗：生地、沙参、炒鳖甲、当归身、白芍、青蒿、地骨皮、丹皮、甘草。本方益气补阴，轻透余热，热退后再服一二周，效果更好。

小儿秋季腹泻治疗经验

小儿秋季腹泻起病急，发病快，并发症多，传染性强，目前尚缺乏特效疗法。中医治疗多采用化湿、利水、健脾、止泻等方法。梁师临床上常喜用藿香正气散或保和汤等中药治疗，但该方利水、止泻之力不甚显著。其认为本病多由感受外邪、脾胃失职所引起。《婴童百问》提出："小儿脏腑脆，藩篱不密，易为外邪所侵，若脾受邪困，运化失职，升降失调，水谷不分，合污而下，则为濡泻。"故认为治疗宜疏解外邪、健脾益气，用胃苓汤加苏叶、藿香、车前子治疗，效果满意。清·陈修园《医学三字经·泄泻》云："湿气胜，五泻成，胃苓散，厥功宏。"胃苓汤（散）为平胃散合五苓散。平胃散，有燥湿健脾之功，五苓散具有解表祛邪、化气行水、利湿止泻之效。古人有"治湿不利小便，非其治也"之明训。清·程杏轩《医述·泻》亦谓："泻多由于湿，惟分利小水最为上策。"故方中加车前子以增强利水功效。苏叶、藿香解表、理气、化浊。全方合用，不但表邪得解，脾气健运，膀胱气化功能复常，而且能使水饮下行，小便通利。水湿之邪改道由小便而出，则泻自止。

小儿秋季腹泻，多属寒湿相搏，但小儿为纯阳之体，易寒易热，常因治疗不当或不及时而寒湿化热，病儿出现烦躁，作渴，小便短赤，粪色深黄，泄泻时水样喷射而出，肛门红肿，这又属于热泄伤津。无论其发热或不发热，梁师的经验常用升阳生津、清热利湿之加味玉露四苓汤治之，效果良好。《内经》说："暴注下迫，皆属于热。"加味玉露四苓汤是由四苓散合葛根黄芩黄连汤加三石散及白芍组成。四苓散化气利水，葛根黄芩黄连汤解表清里，三石散解热祛湿，白芍收敛止泻，合而用之，对小儿热泄伤津，效果显著。如1992年6月16日，曾治杨姓患儿，男，11个月。患儿2天前开始泄泻，日十余次，腹痛，泻下急迫，势如水注，大便黄褐热臭，肛门灼热，心烦口渴，小便短少。先由西医诊治，打针服西药，泄泻次数稍减，仍腹痛，每日大便5～6次，稠黏臭秽，口渴欲饮，遂转中医治疗。就诊时症见烦躁，口渴欲饮，腹痛，尿少，舌红，苔黄腻，脉濡数，治以加味玉露四苓汤，3剂。药后大便次数减少，腹痛止，继以原方再进3剂，大便正常，诸症消失，病告痊愈。

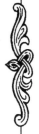

病例：黄某，女，1岁半，1992年1月23日初诊。

患儿两天前发热，咳嗽，流涕，流泪，恶心呕吐。起病当日即排出水样粪便，色黄无腥臭味，每日10～12次，曾到医院打针、服药不效而来诊。就诊时症见烦躁、口渴、水入即吐、腹胀、肠鸣、小便少，伴发热、流涕、流泪，眼窝轻度凹陷，口唇及皮肤干燥，舌淡苔白，脉浮紧。治宜疏解外邪，健脾益气。

处方：猪苓10克，茯苓10克，泽泻10克，白术10克，陈皮3克，桂枝10克，藿香6克。服2剂，上下午各服1次。

1月25日二诊：服上方后，发热、呕吐止，小便利，大便次数减少，每日4～6次。舌淡苔白，指纹青紫，继以上方加防风6克，服3剂腹泻停止，大便成形，病告痊愈。

【按语】小儿秋泻，多属寒湿相搏，《内经》所谓"湿胜则濡泻"。本例患儿由于感受外邪，脾受邪困，运化失职，升降失调，水谷不分，合污而下，故出现泄泻。古人有"治湿不利小便，非其治也"之明训。故治疗以疏解外邪、健脾益气的方剂胃苓汤加味，使表邪得解，脾气健运，膀胱气化功能复常，小便通利，水湿之邪改道由小便而出，则泄泻自止。

小儿麻痘的辨治经验

（1）中医防治麻疹，经验颇为丰富，单纯论述麻疹的专著，不下百余种。在临床上将麻疹分为三期，即初热期、出疹期和收没期。

"初热期"由开始发热至疹点出现，历时3天。主要症状多为发热、恶寒、打喷嚏、流鼻涕、多眠、呵欠、眼胞红赤、眼泪汪汪。在现代医学中以费一科氏斑作为是否出麻疹的诊断依据，即检查患儿口腔双颊黏膜有灰白色斑点，四周黏膜发红，如胡椒粉末喷洒于红纸上，便有确诊价值。

初热期后旋即转入出疹期和收没期。"出疹期"皮疹初见于耳后、项部，渐延至额部、躯干、四肢。开始时疹子分布稀疏，颗粒分明，大小形状不一，如玫瑰红色，稍突起，压之可退色；以后皮疹渐增大变密，互相融合，疹与疹之间，可见健康皮肤。此时患儿热度增高，一切症状加重。3～5天后皮疹出齐，于是转入"收没期"，即疹点按出疹顺序依次退去，热度下降。麻疹发作一次，可终身免疫。对8个月以上的小儿，凡未患过麻疹的应该接种麻疹疫苗。

麻疹的治疗，首要护理得当。"初热期"病机在表，必须因势利导，助邪毒外泄，治宜辛凉透表，配合清热。梁师常用《医宗金鉴》的宣毒发表汤加味：升麻、枳壳、荆芥、薄荷、甘草各3克，连翘、牛蒡子、竹叶、前胡、木通各6克，西河柳、紫草根各8克，清水煎服。

麻疹到了"出疹期"，患儿发热持续不退，起伏如潮，每潮热一次，疹点即随外出一次。此时多口渴，眼眵增多，咳嗽亦会加剧，烦躁或嗜睡。疹点先多从耳后发际开始，继而面部、头部、胸、腹、四肢，最后手心、足底、鼻准部位都透发疹点，即为出齐。疹点初起细小而稀疏，渐次加密，触之碍手。本期从麻点开始出现至透发完毕，为期3天。治疗宜清热解毒，佐以透表，梁师的常用方为紫葛银翘汤：紫草、葛根、金银花、连翘、生地、西河柳各10克，牛蒡子、升麻、蝉蜕各5克，甘草3克，清水煎服。如疹点紫暗，融合成片，加丹皮、白芍各6克，咳嗽加桑白皮10克，北杏5克；流鼻血加藕节、白茅根各10克。煎服。因为"麻疹为阳毒"，根据"热者清之"的原则，上述处方，效果优良。

麻疹到了"收没期"，发热渐退，疹点依次收回，皮肤呈糠状脱屑，并有色素沉着。此期邪毒虽退，但损及元气，伤耗真阴，梁师又常用自拟的养阴清热调元解毒汤：腊梅花、连翘、天冬、麦冬、沙参、白芍、茯苓各10克，知母、枇杷叶、玉竹各6克，甘草3克。清水煎服。余热不清时可加地骨皮、银柴胡各6克，咳嗽未止可加川贝母、桑白皮各6克，煎服。

麻疹最重护理，必须懂得其护理过程。"初热期"用红

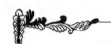

萝卜、荸荠、甘蔗煎汤作饮料；"出疹期"用紫草、腊梅花煎茶作饮料；"收没期"用膨鱼腮煮粥以滋阴养胃。此外，注意室内通风，避免阳光直接照射患儿，并注意保暖；食物应富于营养，易于消化，可少量多餐，给以稀饭、面汤、藕粉、豆浆等营养饮食。

病例一：

黄某，3 岁，女，1991 年 6 月 16 日初诊。

出疹二天，疹色暗而不透，发热烦躁，大便二天未解，口干不甚渴，咳嗽，气喘，吐痰不爽，不思食，小便黄。舌红，苔白微黄，脉数。此为热毒内郁，里结表闭，麻毒不透，治宜清热宣透。处方：金银花 15 克，连翘 12 克，牛蒡子 12 克，薄荷 12 克，杏仁 15 克，甘草 5 克，竹叶 12 克，芦根 15 克，蝉蜕 10 克，紫草 15 克，葛根 15 克，升麻 10 克，荆芥 10 克，淡豆豉 10 克。

复诊：药后疹出已透，色转正常，仍有发热，咳嗽，小便黄，脉同前，继服中药治疗。处方：菊花 12 克，杏仁 10 克，桑叶 10 克，桔梗 10 克，连翘 12 克，荆芥 12 克，薄荷 5 克，桑白皮 10 克。

三诊：服上方热减，咳嗽见轻，二便正常。舌、脉同上。仍以养阴清热、润肺止咳为治。处方：腊梅花 10 克，连翘 12 克，天冬 12 克，麦冬 12 克，沙参 10 克，白芍 10 克，茯苓 10 克，知母 6 克，枇杷叶 6 克，玉竹 6 克，甘草 3 克，川贝母 6 克，桑白皮 6 克。

四诊：体温正常，呼吸平顺，精神转佳，二便正常。舌淡红，苔薄，脉微数。照上方继服两剂而痊愈。

【按语】麻疹按病程经过，可分为三个阶段论治。若毒热已入血分，则宜另行处理。总的治疗原则，古有四要之

说，即透表、肃肺、清胃、存阴。在用药上也有五忌，即忌
辛热、淡渗、温补、酸涩、大寒等。梁师治疗本病的经验
是：麻疹早期未显皮疹或出疹未透，必须透表；透表后，麻
疹遍布全身，但热未退尽，并有咳嗽，口咽发红，黏膜充血
等，要注意清热解毒；当疹子收回以后，侧重养阴。本例患
儿系麻疹不透合并肺炎，故梁师采用宣透养阴清热、润肺止
咳之法而愈。

（2）水痘是小儿时期常见的急性疱疹性传染病。它可以
发生于任何年龄，但以6个月至3岁的小儿发病率最高。病
后可获得持久的免疫力，少有二次发病者。

临床表现为患儿低热或中度发热，全身轻度不适。皮疹
先见躯干，渐及头部、面部及四肢，有痒感。其特点为先出
现红色斑疹，数小时后变为丘疹，再过数小时即变成水疱。
1～3天内疱疹从中心开始枯干凹陷，1周内形成干痂，痂盖
经数天才脱落，不留疤痕。小儿患水痘症状多轻重不一，轻
者疱疹仅有10到20余个，重者疱疹多，眼结膜、口腔、鼻
咽黏膜和外生殖器亦出现疱疹，可伴高热。若搔破皮疹，可
发生感染化脓，严重时还可以导致败血症。

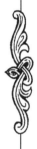

在中医儿科学中称水痘为"水花"，亦称"水喜"。宋
代张季明《医说》云："其疮皮薄如水疱，即破易干，无渐
次，白色或淡红，如水浆者，谓之水痘。"《灵犀集》谓：
"治水痘，当分轻重。"

水痘轻型：症状为发热流涕，微咳嗽，身倦纳少，疹色
红亮，疱浆清润。舌质微红，苔白，指纹红。此为风热轻
症，兼夹湿邪。治宜疏风清热，解毒祛湿。用桑菊银翘汤：
桑叶、金银花、连翘、菊花各6克，杏仁、甘草、薄荷、桔
梗、牛蒡子、紫草、绿萼梅各5克，荆芥3克，滑石、芦根

各 10 克，清水煎服。

水痘重型：症状为壮热持续，面赤唇红，烦躁口渴，水痘稠密，其色紫暗。舌红，苔黄而干，指纹紫。此为热入气营重症，治宜清热凉营，解毒渗湿，梁师常用《医宗金鉴》的清热解毒汤：生地、金银花、连翘各 6 克，黄连、赤芍各 5 克，木通、竹叶各 10 克，紫草、甘草各 4 克，薄荷 3 克，清水煎服。上方适用于 1~3 岁小儿。

小儿水痘，必须隔离至皮疹干燥结痂为止，并注意防止感染。未结痂前期，忌用未煮开的温水洗浴，宜用温暖的沸水抹浴，衣服要柔软以防擦破水疱。防止患儿抓破水痘。若会感染后皮肤赤痒湿烂，可用青黛散外撒。方为：青黛、滑石、甘草各等份，研细，轻撒溃破赤烂处，以收敛燥湿，助其痊愈。

病例二：

陈某，男，3 岁，1991 年 7 月 4 日初诊。

发热两天，咳嗽，流涕，躯干出现米粒大的水疱，皮色红亮，透明，内有澄清液体，舌红，苔白，指纹红，西医诊断为水痘。中医认为，此为风热轻症，兼夹湿邪，治宜疏风清热，解毒祛湿。

处方：桑叶 10 克，金银花 10 克，连翘 10 克，菊花 10 克，杏仁 10 克，甘草 5 克，薄荷 5 克，桔梗 10 克，牛蒡子 10 克，紫草 10 克，绿萼梅 5 克，荆芥 5 克，滑石 10 克，芦根 10 克。

复诊：1991 年 7 月 8 日，服上方 4 剂后，发热、咳嗽减轻，痘透，继续服前方 3 剂。

三诊：1991 年 7 月 12 日，药后体温正常，咳止，毒透，病告痊愈，用开胃健脾剂善后。

【按语】水痘是小儿时期常见的急性疱疹性传染病，它可以发生于任何年龄，但以6个月至3岁小儿发病率最高。病后可获得持久的免疫力，少有二次发病的。本病一年四季都有发生，但以冬春两季发病率最高。水痘轻型，宜疏风清热，解毒祛湿，用桑菊银翘汤；水痘重型，治宜清热凉营、解毒渗湿，梁师常用《医宗金鉴》的清热解毒汤。若感染至皮肤赤痒湿烂，可用青黛散外撒，以收敛燥湿，助其痊愈。本例乃风热轻症，故梁师以疏风清热、解毒化湿法治之，7剂取效。

小儿紫癜的治疗经验

小儿特发性血小板减少性紫癜，其临床特点可根据起病的急慢，分为两型：

急性型：多见于婴幼儿，起病前1~4周约50%的患儿常有上呼吸道感染史。起病急骤，患儿突然发热畏寒，继之皮肤、黏膜出血，皮肤出现紫癜，病程不一。急性出血患儿可持续1~2周而自止。血小板大多在两周内回升，回升时间和幅度差异很大，病程短的2~3周，长的可达数月，绝大多数于一年内痊愈，有10%~15%可转为慢性型。鼻出血、齿龈出血、呕血、便血和尿血也较常见。偶有颅内出血及休克。脾脏轻度肿大。

慢性型：多见于学龄儿童，起病缓慢，出血较轻，病程在半年以上，反复发作，脾大较为明显。血小板减少不多，但随病程而波动。

本病在中医儿科学中属于血证范畴。《医宗金鉴》称之为葡萄疫。《医学入门》称之为肌衄。《诸病源候论》又将

其列入斑毒病范围。此外，本病也分散记载于衄血、吐血、便血、尿血等血证门中。故治疗的方法和辨证施治，也较为详细。在今天，如能中西医结合治疗，有利于患儿的康复。按中医儿科学的分析：

急性型，为外感邪热入于血分，或湿热内伏，化火动血，迫血妄行，血不循经，遂成紫癜。常伴有壮热、烦渴、鼻衄、齿衄、尿血、便血等症。治宜清热解毒、凉血止血，可用加味犀角地黄汤：犀角1克，锉粉（冲），亦可用水牛角10克代（先煎），生地15克，茜草根、黄芩、大小蓟各6克，丹皮9克，黄连5克，赤芍、大黄各3克，清水煎服。如热毒较甚，可选加金银花、生石膏各15克，焦栀子10克；衄血较甚，可加鲜白茅根30克，侧柏炭5克，煎服。以12剂为一疗程，可连服两疗程，停药1周，观察病情变化。

特发性血小板减少性紫癜慢性型的中药治疗，如症见皮肤紫癜，时发时止，伴有低热、潮热、手足心热、头晕、耳鸣、颧红、盗汗、自汗等证候群时，属于久病阴虚，虚火内扰，血随火动，离经妄行。治宜滋阴降火，凉血止血。梁师常用自拟的滋阴茜地汤：茜草根8克，生熟地各10克，焦栀子、黄芩、黄柏、知母各5克，阿胶4克，炒龟板、煅牡蛎各20克，丹皮、地榆炭各6克，当归3克，清水煎服。低热、手心热不退，可加银柴胡、青蒿各5克，地骨皮10克；舌咽干燥纯红，可加天冬、麦冬、天花粉各5克。以12剂为一疗程，亦可连服两至三疗程，停药观察。

在慢性型的治疗中，如症见皮肤紫癜反复发作，颜色淡紫，病程较长，伴有鼻衄、齿龈出血、面色无华、神疲乏力、心悸气短、少动自汗、食欲不振等证候群时，属于久病导致心脾气虚，气不摄血。治宜健脾养心，益气摄血。梁师

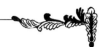

常拟归脾汤加减：党参、黄芪、仙鹤草、白术、茯苓、龙眼肉各 10 克，当归 3 克，木香、炙甘草、五味子、远志各 5 克，藕节炭、血余炭各 6 克，生姜 3 片，大枣 5 枚，清水煎服。以 18 剂为一疗程，可连服二至三疗程，停药观察。

本病在中西医结合治疗过程中，如呕血或鼻血，突然出血不止，除对症治疗外，输新鲜血液，用西药止血，住院治疗是必要的。并可服用云南白药。俟病情稳定之后，仍可用中药为主治疗。所谓观察病程，系指服上述处方至出血点逐渐减少、消失，血小板逐渐上升为止。当停用上述辨证施治之处方后，可服梁师自拟的平秘饮：太子参 15 克，麦冬、天冬各 5 克，鹿角胶、龟板胶、阿胶各 6 克，炒鳖甲 20 克，升麻 1.5 克，茜草根、侧柏叶各 9 克，玄参、丹参各 8 克，清水煎服。隔日 1 剂，坚持服 60 剂以上，对稳定病情，效果良好。至于反复严重失血，经中西医结合治疗或长期使用各种方法或激素等治疗无效时，应考虑脾切除术。

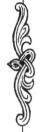

病例：

杨某，男，6 岁，1991 年 8 月 12 日初诊。

患儿半年前感冒，皮肤有散在性紫红色斑点，持续不退，曾在某医院住院治疗，检查血液，血小板 39×10^9/升，出血时间 6 分钟，凝血时间 2 分钟，血红蛋白 90 克/升，红细胞 3.5×10^{12}/升，白细胞总数为 6.4×10^9/升，诊断为原发性血小板减少性紫癜，经用止血剂、激素、维生素 K 等治疗后，症状一度缓解出院，2 个月后又复感冒，全身紫癜增多，时有鼻衄，牙出血。舌质红，苔薄白，脉数。治宜清热解毒，凉血止血。

处方：水牛角 12 克，丹皮 10 克，生地 15 克，葛根 10 克，白茅根 30 克，鲜荷叶 15 克，益母草 12 克，焦栀子

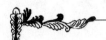

10 克，川连 5 克，大蓟、小蓟各 15 克，藕节 20 克，生石膏 30 克，牡蛎 30 克，侧柏叶 12 克，女贞子 15 克，旱莲草 15 克，生石决明 20 克，正羚羊骨 12 克，寒水石 30 克，滑石 30 克，甘草 5 克，清水煎服。

复诊：1991 年 9 月 2 日。服上方 21 剂，精神好转，小块紫斑减少融合成片状紫癜，颜色变淡，仍间有齿衄，守上法，遵前方连服 21 剂。

三诊：1991 年 9 月 22 日。药后紫癜明显减少，齿衄均未复现，检查血小板 125×10^9/升，症状明显好转，嘱按前方连服 28 剂。

四诊：1991 年 10 月 22 日。药后全身紫癜消失，患儿精神转佳，胃纳正常而停药。

4 个月后其母来诊病，得知患儿现精神、胃纳正常，紫癜未见复现。一年后随访，病无再发。

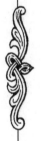

【按语】原发性血小板减少性紫癜，属于中医学温病发斑范畴，患儿每次发病必有感冒，由于外感邪热致阳热过盛，内伤正气致阴虚内热，干扰血分，迫血妄行，溢于脉外，引起皮肤紫癜，故以清热解毒、凉血止血之法治疗，其效甚验。

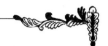

肿瘤杂病

原发性肝癌治疗经验

梁师认为，本病甚为凶险，缘于肝热湿毒，长期浸淫，先致气滞血瘀，后则肝肾阴亏，瘀血壅塞，凝聚成癥。肝内肿物，日渐增大，或坚硬如石，表面高低不平，或结节压痛，推之不移。晚期黄疸加深，经久不退，色暗晦黧黑，或腹水显露，甚则出血昏迷。肝癌一病多由于长期肝炎迁延不愈，肝失条达，情志不舒，肝郁气滞，血行不畅，致使瘀血内停所致。由于本病之形成，均有迁延日久，渐积而来的特点，故其发病机理大多尚有正气不足这一因素存在。治宜攻补兼施，特别是经化疗或手术后的患者，治疗尤需扶正健脾、补中益气。脾为后天之本，生化之源，主运化水谷，转输精微，脾旺则正气充沛而不受邪。内伤脾胃，则百病由生，如脾之运化功能失常，痰阻气滞，日久则血行不畅，瘀血内停而成本病。故肝癌患者常有腹胀、纳呆、脚肿等见症。根据张仲景"见肝之病，知肝传脾，当先实脾"及叶天士"肝木乘脾土"的说法，对于化疗或手术后的肝癌患者应注意"实脾"。故方药上取参苓白术散以补脾益气，用枳实、鳖甲、牡蛎、莪术软坚消癥，丹参、三七、沉香以活血镇痛，通过调节机体免疫功能，扶助正气以排除毒邪。用扶土抑木法治疗中晚期的肝癌，往往能收到一定疗效，使患者延长生命。其分型及治疗如下：

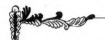

①气血瘀滞，胁下癥积。症见胁部胀痛，胁下有癥块，恶心纳减，倦怠乏力，肌肤甲错，或有腹水。舌紫黯有瘀斑，脉弦细涩。治宜疏肝理气，化瘀软坚。梁师以自拟行瘀除癥汤治之。处方：当归、赤芍、香附、郁金、三棱、莪术各10克，桃仁5克，丹参、炒穿山甲、牡蛎、八月札各15克，土鳖虫3克。气虚重者加黄芪40克，白术15克；腹水加泽泻15克，车前子、葫芦茶各10克。清水煎服。

②火毒内盛，热扰心营。症见黄疸日益加深，发热口渴，心烦易怒，胁痛，肿块日大，甚者鼻衄，牙宣，皮肤瘀斑，大便秘结，溺黄如浓茶或尿血。严重者，神昏谵妄。舌深红，苔黄腻或干，脉弦急数或弦细数。治宜泻火解毒，凉血清营。梁师以自拟清火漏芦汤治之。处方：黄连、黄芩、漏芦、半枝莲、赤芍、栀子各10克，土茵陈、白花蛇舌草、鳖甲各30克，生甘草6克。阴虚舌绛加生地黄、天花粉各15克；便秘加大黄12克，青黛10克；神志不清加用安宫牛黄丸、紫雪丹等凉营开窍。以上两型均可兼服犀黄丸，每次1支，1日2次，有清热解毒活血之效。

病例：

艾某，男，67岁，1987年5月11日初诊。患者1986年9月前经CT、B超等检查确诊为原发性肝癌，同年11月行右叶癌灶切除手术，随后进行化疗。至1987年3月，肝左叶又发现包块，腹水剧增，身体羸弱，病情危重，其家属已准备后事。后经介绍请梁师会诊。见患者呈恶病面容，语言低微，腹胀如鼓，腹水征（＋＋＋），青筋暴露，胁痛，纳呆，肝脾扪诊不满意。脚肿尿少，舌质黯红边有瘀斑，苔黄腻，脉沉弦。证属肝积，气亏血瘀，胁下癥积。治宜益气活血、消癥逐水，行瘀除癥汤加减。处方：黄芪、葫芦茶各

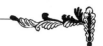

60 克，白术、郁金、丹参各 15 克，炒穿山甲 20 克，赤芍、香附各 12 克，莪术、三棱各 10 克，泽泻 30 克。水煎服。另外，每天早、晚服犀黄丸 1 瓶，高丽参 10 克炖服。经治疗 1 个半月，病情控制，腹水消退，纳增。此后，完全停服西药及停止化疗。上药与人参荣汤、杞菊地黄汤交替调治，以扶正祛毒、增强免疫力，并配合食疗等，患者贫血好转，体力增强，每天能跑步并坚持冬泳，精神旺盛，判若两人。B 超提示：肝右叶肿块较前缩小约 3 厘米，腹水消失。如是带瘤生存近 6 年，后于 1993 年 6 月突发脑溢血，住院抢救 3 天，不治身亡。

【按语】病者证属肝积，手术及化疗后，因体内湿毒未清，加之手术化疗再伤体质，无疑如雪上加霜，故体虚邪发。肝肿瘤又发作，已成危重病。梁师据此断其正虚邪实，用益气活血、消癥逐水之法，攻补并进。再配以解毒软坚之犀黄丸，扶正益气之高丽参。进月余，方力挽垂危，使患者渐复，带病延年 6 年之久，可见中药运用得当，在肿瘤的防治上是有其长处的。

食道癌治疗经验

食道癌在中医学中属噎膈范畴。梁师认为，本病多因长期嗜饮烈酒，或嗜食辛辣燥热之品，积热消阴，以致津伤血燥，日久瘀热停留，阻于食道而成。正如清·何梦瑶指出："酒客多噎膈，饮热酒此尤多。"《诸病源候论》又说："忧患则气结，气结则不宣流，使噎；噎，此塞不通也。"故七情所伤，情志郁结，肝气久郁则津液不能输布，日久而成痰浊；气滞则血液不能流畅而为瘀阻。痰瘀交阻蕴于食道，以

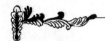

致饮食难于下行，甚则食入即吐，遂成食道癌。其辨证论治如下：

①瘀血凝痰，交阻食道。症见吞咽困难，继则水饮难下，胸痛，泛吐粘痰，大便坚硬，或吐下如赤豆汁，形体消瘦，肌肤甲错干燥。舌多青紫或纯红而干，脉细涩。治宜活血祛痰，化瘀解结。梁师用自拟消瘀解结饮治之：急性子、土鳖虫、石菖蒲、川贝母、郁金各10克，王不留行、丹参、南沙参各15克，当归、桃仁、红花各5克。清水煎服。本型还可辅以牛乳韭汁丹参饮：方用牛乳500克，韭菜250克捣汁，丹参30克同煎，微温频呷服，可活血行瘀、滋阴通便。

②痰瘀凝结，气虚津亏。症见面色㿠白，形体消瘦，食物及水饮俱难咽下，或声音嘶哑，或大量出血，舌绛苍敛，苔光剥，脉细微涩或弦细数。治宜扶正育阴，化痰散瘀。梁师用自拟的育阴消结饮治之：花旗参、当归、石斛、赤芍各10克，黄芪30克，生地、天花粉、丹参各15克，蛲螂虫3只、田七末（冲）、桃仁各5克。清水煎服。或可兼服急性子60克，蚤休15克，甘草10克，研末以蜜作丸，徐咽或含化，有解毒祛痰散结作用。又可用生鹅血1碗，徐徐趁热饮下，每天1次，有通便开塞作用。梁师每治食道癌必用生鹅血，有用至3个月而能吞咽粗食者。

病例一：

朱某，女，59岁，1990年9月18日初诊。患者1990年4月经胃镜和病理活检确诊为食道中段鳞状上皮细胞肿瘤，慢性浅表性胃炎。到处求医半年未效。症见形体消瘦，神疲乏力，精神忧郁，胸部疼痛，时泛黏涎，每天仅进半流质饮食少许，便如羊粪，艰涩难下。舌质暗紫，苔白而腻，脉沉

细涩。证属痰瘀凝结，气虚津亏。治宜益气养阴，通络化瘀。先予急性蚤甘丸通膈解毒，随意含化。再用育阴消结饮加减。处方：花旗参（另炖兑入）、赤芍、当归各12克，黄芪30克，生地20克，天花粉、石斛、丹参各15克，桃仁10克，炒穿山甲20克，蜣螂虫、田三七末（冲）6克，并嘱每天饮服鲜鹅血300毫升。7天后再诊，患者胸痛减轻，每餐能食稀粥1小碗，粘涎减少。药见小效，以上方再进。3个月后精神气色均好转，能食米羹，咽下时仍有轻微胸痛，大便2～3日一行，色黄褐臭秽。嘱停服鹅血，以中药增减治疗。1991年4月复查纤维胃镜，癌灶基本控制，体检未发现锁骨上窝淋巴结转移，继进益气养阴、通腑化瘀中药调治。本例至今能带病延年，生活自理。

【按语】本例为痰凝瘀结，气虚津亏所致的食管中段肿瘤。梁师治以益气养阴、通络化瘀之法。其中运用育阴之花旗参与虫类药蜣螂虫治疗，并用生鹅血饮用之法。生鹅血咸，平，微毒。《本经逢原》有"鹅血能涌吐胃中瘀结，开血膈吐逆，食不得入，乘热恣饮，即能呕出病根"之见解。梁师每治此症必用之，常获得意想不到的疗效。

病例二：

冯某，男，56岁。1992年12月14日初诊。患者半年前出现进食物时有梗阻感，且胸骨疼痛明显加重，遂到某医院诊查，经X线食道钡餐检查，诊断为食道中段瘤。曾服中西药数月未见效果。诊见：形体消瘦，吞咽食物梗阻，胸骨后疼痛。舌淡红，苔白，脉弦细。证属气血两亏，血瘀痰凝。治宜扶正固本，降气化痰。处方：①高丽参（另炖分兑）10克，法半夏、胆南星各12克，天竺黄15克，代赭石30克，清晨煎服。②白术、党参、黄芪、何首乌、茯苓、炒

枣仁、龙眼肉、丹参、竹茹、代赭石各 15 克，黑豆衣、丁香各 10 克，牡蛎 30 克，远志、木香各 5 克。水煎，上、下午分服。另用生鹅血，早晚各一杯，连服 1 月，并用韭菜 100 克榨汁，炖牛奶佐食。服药 2 周后，胸骨疼痛与进食时异物梗阻感比以前减轻。药已中病，守上方再服。3 周后胸骨疼痛基本消失，可进食软饭及稀粥，精神转佳。守方继服 3 周。患者于 1993 年 4 月 16 日在某医院作 X 线钡餐摄片复查，发现食道中段充盈缺损较前缩小。

【按语】本例患者为食道中段癌，梁师辨为气血亏虚、血瘀痰凝，以扶元固本、降气化痰为治，方药标本兼顾，日进 2 方，并辅以生鹅血和韭菜牛乳汁食疗，如是调治 3 个月，患者病情得以控制。说明中药应用，有时需复方、多方并进，方能对付顽疾。

胃癌治疗经验

胃癌为常见恶性肿瘤之一。多因饮食失调，情志不畅，伤及脾胃，脾胃损伤，毒邪侵袭，蕴毒积聚而成，或嗜食酒酪厚味、肥甘辛辣，痰结内生，致胃内积热，郁久伤阴，络血瘀结，致成本病，辨治分型如下。

①邪毒蕴结，瘀血内阻。症见胃脘部疼痛拒按，或有肿块固定不移，呕吐物如赤豆汁，大便黑如柏油状，形体消瘦，精神萎怠。舌质黯或有瘀斑，脉细涩。治宜扶正解毒、活血化瘀。梁师用自拟化瘀扶正汤治之：五灵脂、凌霄花、枳实、赤芍、延胡索、三棱各 10 克，莪术、香附、山楂各 15 克，夏枯草 30 克，蜣螂虫 3 只。清水煎服。气虚加党参、白术各 15 克；阴虚有热加生地 15 克，石斛 10 克；大便秘

结加大黄 12 克；吐血并黑便加仙鹤草 30 克，白及、侧柏叶各 10 克，槐花炭 6 克，另田七粉 5 克冲服，或云南白药 2 支冲服，每天 2 次。

②痰瘀内凝，蕴结成癥。症见心下癥结凹凸，上腹部胀痛拒按，食后更甚，或呕吐黏痰，或朝食暮吐，暮食朝吐，病成格拒。舌质红绛或紫黑无津，苔垢厚，脉沉伏涩或沉弦无力。若痰为蟹沫，粪为羊屎，多见于本病晚期。治宜化瘀消积，逐瘀养津。梁师用自拟逐瘀养津汤治之：沙参、鸡内金、山楂、丹参各 15 克，川贝母、当归尾、枳实、赤芍、杵头（筛净）各 10 克，桃仁、红花、甘草各 5 克，清水煎服。若粪如羊屎，加生地、郁李仁、瓜蒌仁。煎成冲入生藕汁、雪梨汁或蜜糖 1 杯，温服。或加服下方：石见穿 24 克，土元、炒穿山甲、田三七各 30 克，甘草 12 克。共为细末，每服 3 克，温开水送服，日 3 次，有消积祛瘀止痛之功。

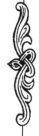

病例：

郭某，男，64 岁，1989 年 3 月 25 日初诊。患萎缩性胃炎 7 年，于 1988 年 11 月经胃镜及活检确诊为：①胃体早期中分化管状腺小胃癌；②慢性萎缩性胃炎。经中西医治疗 3 个多月，效果不显。患者形体消瘦，贫血征，上腹隐痛拒按，食欲不振，强食有恶心感，眩晕心悸，便干色黑艰涩难解，数日 1 行。舌暗，苔黄白而干，舌下脉络瘀点，脉关尺细涩。证属瘀毒内结，气血亏虚。治宜益气养血，化瘀祛毒。梁师自拟化瘀扶正汤加减。处方：五灵脂、山楂各 15 克，凌霄花、当归各 12 克，赤芍、三棱、莪术、枳实、香附、延胡索各 10 克，黄芪 45 克，蜣螂虫 6 克。每日 1 剂，分 2 次温服。连服 4 周后再诊，患者服药后上腹隐痛日减，食欲好转，大便每天均解少许，呈黄黑相间，舌脉如前。继

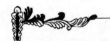

以前方再进，煎成冲服田七末 6 克。并用花旗参 10 克，丹参 15 克，隔天炖服猪瘦肉。定期复查病情。此后宗上方治疗 1 年，精神转佳，体重增加，贫血好转，黑便消失。1990 年 4 月经胃镜检查诊为管状腺微小胃癌，较前病灶略有好转。

【按语】此例为早期中分化管状腺小胃癌，症属瘀毒内结，气血虚亏所致，梁师治以益气养血、化瘀祛毒之剂，其中重用黄芪以益气，以五灵脂、凌霄花、三棱、莪术、赤芍祛瘀解毒，以蛴螂虫软坚消癥，再辅以花旗参、丹参、田七以益阴止痛，诸药配合，力挽垂危。

肺癌治疗经验

肺癌的形成，中医认为属正气先伤，邪毒犯肺，以致肺气宣降失司，进一步导致脉络阻塞，气滞血瘀，日久形成积块。正如《杂病源流犀烛》所说："邪积胸中，阻塞气道，气不通为痰……为血，皆邪正相搏，邪既胜，正不得制之一，遂结成形而有块。"肺癌早期病人无明显症状，中期症状比较明显，因邪毒反复犯肺，久则化火伤阴；肺阴受损，则肺气随之而虚，或经化疗、放疗之后，出现气阴两虚之证。故在治疗上，梁师主张用益气养阴法，常喜用紫菀汤合百合固金汤以清金固母，或生脉散培土生金治本。根据《素问·平人气象论》所提出的"人无胃气曰逆，逆者死"及"人绝水谷则死，脉无胃气亦死"的古训，强调有一分胃气便有一分生机。故又常用花旗参、麦冬、五味子、党参等以补土养阴扶正，增强机体免疫功能，通过益气养阴，培土生金等方法的治疗，使一些较为危重的肺癌患者带病延年。

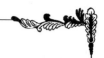

病例：

梁某，男，56岁。患者1年前因咯痰中带血，右锁骨上淋巴肿大，经某医院胸片、CT检查诊断为右肺癌，手术后情况良好。半年前出现咳嗽、气喘、痰中带血，遂于1991年11月15日请梁师诊治。症见：面色㿠白，咳嗽，气喘，胸闷，疲乏无力，烦热。舌红，苔少，脉细数。证属肺阴虚损，邪毒痰浊内扰，治宜益气养阴、解毒化痰。处方：紫菀、川贝母、党参、茯苓、阿胶、生地黄、熟地黄、玄参、麦冬、百合、白芍各15克，知母、桔梗各12克，五味子、当归、白及、青天葵、白茅根花各10克，冬葵子、花蕊石各30克，甘草5克。清水煎服，日1剂。另用花旗参、麦冬各15克，五味子3克，清水1碗炖4小时，睡前服。服上药1周后，咳嗽、气喘减轻，痰血消失。继用上方长期服用，病情稳定，能步行来院复诊。

【按语】本病属肺阴虚损，邪毒蕴痰困肺所致之肺肿瘤。故梁师用益气养阴、化痰解毒消积之法治之。梁师认为：肺癌一病，无论起因如何，最后气阴两虚，化火伤肺阴，是其必然趋势，故益气养阴为必用之法。亦常视病者情况运用清金固母、培土生金之法，以扶正祛邪治疗危重的肺癌病。

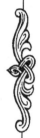

脑瘤治疗经验

脑瘤是指颅内原发性或继发性肿瘤。中医认为是髓海病变，与脏腑清阳之气相关。其临床特征多为头痛头晕，耳鸣眼花，眼球突出，对光反射消失，视物模糊，言语不利，胸闷呕恶，痰多黏腻，四肢震颤、麻木等。梁师认为，本病的

发生，多由于体质虚弱，血行不畅，痰浊阻滞，髓海受损，痰瘀凝聚成块，阻塞脑络所致。治疗上主张化痰软坚、通窍熄风。常喜用温胆汤合阳和汤加减，并结合临床症状酌加犀黄丸，可获一定疗效。

病例：

卢某，女，49岁。1992年12月22日初诊。患者2年前因头痛、视物模糊、颈转侧欠灵而到某医院作头部CT扫描，诊为右侧颞叶肿瘤，建议手术治疗。因惧怕手术，要求中医治疗。诊见：形体虚胖，面色㿠白，头痛，目光呆滞，言语欠清，四肢微颤、麻木，颈向左转侧欠灵。舌淡红，苔白腻，脉弦细。证属痰瘀凝聚，阻塞脑络，治宜化痰软坚，通窍熄风。处方：麻黄、甘草、炮干姜炭各5克，熟地黄30克，白芥子、鹿角胶、法半夏、制南星、天麻各12克，肉桂心（冲）1克，黄芪45克，当归、全蝎各10克，浙贝母、钩藤、僵蚕各15克，蜈蚣3条。水煎服，每日1剂。另用犀黄丸每日1瓶。服药2周后，头痛减轻，精神转佳，余症同前，舌淡红，苔白，脉弦。药已中的，效不更方，嘱按原方坚持服药半年，头痛不作，视力增加，四肢震颤、麻木减轻，言语较前清楚，病情稳定。

【按语】本例为右侧颞叶肿瘤，梁师辨之为痰瘀凝聚，阻塞脑络所致。方用化痰软坚、通窍熄风之剂而取效。临床上，治疗脑部肿瘤，梁师常喜用阳和汤、温胆汤合虫类药，如全蝎、蜈蚣、僵蚕等药物以治疗，或加用小海马、海龙等以填精补髓，使受损之髓海恢复功能，如是攻补兼施，往往可取得意想不到的疗效。

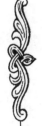

治疗癌痛经验

梁师认为，癌痛的产生，与其人体正气虚损密切相关，如《医宗必读·积聚》篇曰："积之成也，正气不足，而后邪气踞之。"由于情志、饮食、环境等因素长期作用于人体，使机体阴阳气血不足，正气衰退，脏腑功能失调，产生气滞、血瘀、痰结、湿聚、郁热等病理因素，为癌肿的生成创造了条件，而癌肿的迅速发展，又进一步耗伤正气，扰乱脏腑功能。癌肿形成后，阻滞经络，影响气血运行，不通则痛，易产生痛症。病人受癌痛折磨，往往对治疗及生存失去了信心，而有效的止痛，对减少病者的痛苦，控制病情发展，提高病人生存质量，树立战胜疾病的信心，具有积极的意义。

1. 重脾胃，培土扶正

梁师认为，人体以脾胃中气为要，脾胃乃后天立身之本，气血生化之源，气机升降之枢组，脾胃功能失调，各脏腑气机升降失常，致气滞血瘀，痰湿火毒，互相搏结于人体某一部位，形成癥积痞块。故在治疗癌痛病人中，强调"有一分胃气，便有一分生机"，处处注意调理脾胃，培土扶正，使病者胃纳旺盛，中土健运，气血生化之源不竭，营养充沛，得以耐受癌痛折磨，并通过健脾和胃、培土扶正，调整人体内部阴阳气血的平衡，增强机体抗病能力，控制癌痛的发展，缓解癌肿疼痛。如《卫生宝鉴》曰："养正积自除……令真气实，胃气强，积自消矣。"常用生脉散、参苓白术散、抑阳转阴汤（为参苓白术散、六味地黄汤、二至丸及五子衍宗汤合方），补土阴益气，使一些晚期癌肿病人增

125

强机体免疫功能，提高对癌痛的耐受性。

病例一：

王某，女，71岁。1995年11月出现腹胀，双下肢浮肿，1996年8月在中山医科大学附属三院彩色B超检查，发现：①右肝前叶占位性病变，考虑肝癌；②肝硬化。同年9月请梁师诊治，以"积病"入院。入院时病人消瘦，腹胀，肝区隐痛不适，纳差，少尿。体查：肝肋下触诊不满意，腹部移动性浊音。双下肢浮肿（＋＋）。入院B超提示：肝内占位性病变，肝癌，巨块型。梁师认为，病人年已古稀，阳气渐衰，脾阳不运，湿痰内聚，阻滞气机，气滞血瘀，积块乃成。病机为脾虚瘀结，治疗上不可妄用下药，应保护其正气，解除症状，冀其带病延年，以治本补虚为原则。宜健脾和肝、活血散结为法，方用抑阳转阴汤加减：山茱萸15克，丹皮15克，甘草10克，木香10克，女贞子15克，熟地黄15克，泽泻20克，桔梗15克，炒龟板20克（先煎），旱莲草20克，云苓15克，党参15克，莲子肉15克，炒鳖甲20克（先煎），桑椹子15克，山药15克，白术15克，砂仁10克，溪黄草20克，丹参30克。水煎服，日1剂。并配合使用白蛋白、利尿剂等对症支持治疗。用药两个月后，病人症状基本消失，B超复查"肝内实性团块较入院时略有缩小"。病情稳定出院，继续门诊治疗。3个月后返院复诊，无肝区疼痛，无腹胀，无下肢浮肿，目前仍在随诊中。

【按语】本例高年巨块型肝癌患者，肝区隐痛不适，梁师辨为脾虚瘀结，认为其疼痛乃虚不胜痛之主要矛盾，治疗上不宜妄用下药，宜顾护正气为原则，所以方药以健脾和肝为主，如是用药2个多月，解除疼痛症状，达到带病延年目

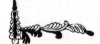

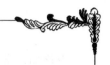

的。这亦是运用中药治疗癌痛的一大长处。

2. 审病机，立法遣药

梁师常说："辨病要端的，见病要知源。"癌痛的产生，病机复杂，临证辨治时要细心分析，洞察病机，辨清癌痛的标本缓急，在扶正培土的基础上针对癌痛产生的病机，立法遣药，或行气止痛，或活血止痛，或泻火解毒，或豁痰散结，因其针对性强，每每收到良效。

①行血止痛，用木香、香附、郁金。

木香长于行胃肠滞气，有良好的止痛作用；香附长于疏肝理气止痛；郁金行气解郁、止痛作用明显。三药常合用于痛无定处，发无定时，胀痛不舒之轻度疼痛者。

②活血止痛，用乳香、没药、田七、失笑散。

乳香活血止痛作用较好，兼能行气。《珍珠》评曰：乳香能"定诸经之痛"。同没药合用，能增强活血止痛功效。《本草纲目》曰："乳香活血，没药散血，皆能止痛、消肿、生肌，故二药每每相兼而用。"田七活血散结，消肿止痛。失笑散乃治疗瘀血作痛之常用方。故对于痛有定时，固定不移，刺痛为主的中等疼痛病人，常予扶正培土方中加入这几种药，以活血祛瘀止痛。

③泻火解毒，用羚羊骨、犀黄丸、罂粟壳。

癌症晚期，病情急速发展，或合并感染，常表现为内热炽盛，火毒鸱张，癌肿疼痛较为剧烈，此时梁师常用羚羊骨、犀黄丸，清热解毒，泻火止痛。梁师认为，羚羊骨清热解毒力强，止痛功效亦佳，尤善止神经痛，癌痛剧烈而兼郁热者，常用此药，屡屡收到良效；而罂粟壳止痛功能明显，诸药合用于重度癌痛之病人。

至于一些痰浊湿聚所致的皮下肿块，多为不痛不痒，如

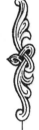

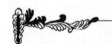

有疼痛，常兼夹瘀、热。在治疗中辨明癌瘀互结抑或痰火胶结，而于豁痰散结诸药中加入行气止痛药或泻火解毒止痛药，常用小金丹。

病例二：

黄某，男，57岁。病人于1995年11月始出现双侧胸胁疼痛，逐渐至腰痛，屈伸困难。在当地医院经胸部X光、胸部CT及脊髓造影检查，确诊为肺癌，并有肋骨、胸骨转移。1996年6月以"肺积"入院。入院时胸胁腰痛，痛势较剧，痛处固定不移，伴咳嗽少痰，气短声低，面色㿠白，神疲乏力，口干纳差。体查中度贫血貌，桶状胸，双侧肋骨压痛明显。腰4、5椎局部压痛。梁师认为，本病属中医"肺积"范畴。究其原因，乃年过半百，阴气自半。又平素嗜烟，灼伤肺脏，肺气肃降失调，郁滞不宣，继而壅塞血脉，渐致气滞血瘀，久则形成肿块，发为肺积，并衍生诸症，肺阴亏耗；失于清肃，气逆致咳嗽痰少，肺气不足，则气短声低，积块阻塞血脉，不通则痛，故胸痛；日久耗蚀精气，损伤骨骼，发为腰痛，病机为气阴两虚，气滞血瘀，证属本虚标实。治疗当标本同治，扶正祛邪，益气养阴，活血祛痰，行气止痛。

方一：用百合固金汤加减，水煎服，日1剂。

生地黄15克，麦冬15克，百合20克，白芍15克，熟地黄15克，川贝母10克，当归10克，甘草6克，玄参15克，桔梗10克，丹参10克，延胡索15克，炒鳖甲30克，川楝子10克，续断30克。

方二：西洋参10克，延胡索15克，丹参15克，罂粟壳10克，炖服，日1剂。

方三：犀黄丸1支，口服。

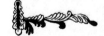

服药20天后，腰痛缓解，胸胁仍觉疼痛，但痛势较前缓解，效不更方，在原炖方中加小海马1条，以增强扶正祛邪功效。治疗40天后出院，出院时疼痛缓解，无咳嗽气短，精神好，胃纳可，二便调，带药继续治疗，定期返院复查。

【按语】本例为肺癌转移性癌痛。其主要病机为气血两虚，气滞血瘀，证属本虚标实。治宜扶正祛邪，标本兼顾。予益气养阴、活血祛瘀、行气止痛并进，使痛减病缓，达到解除患者疼痛，改善其精神状态，提高生存质量的目的。梁师经验认为：罂粟壳一药之应用，应配伍得当，如必须加上花旗参、红参、麦冬等益气扶正、养阴生津之品，用之既可镇痛，效果确切，而又可避免其成瘾性及口干、面红、心跳等毒副作用，其经验可供临床应用时参考。

类风湿性关节炎治疗经验

类风湿性关节炎属于中医痹证范畴。梁师认为，本证的发生机理是正气不足，营卫气血失调为其内因，风寒之邪为其外因，风寒之邪搏结肌肉、经络、筋脉及关节，导致局部气血运行受阻，经脉不通，而成痹证。日久则骨骼也受其害，致关节变形，屈伸不利。因此，其运用温阳蠲痹汤治疗，是根据本病为风寒之邪痹阻，关节气血运行不利而设，并立祛风散寒、养血通络止痛为原则。温阳蠲痹汤由当归补血汤合阳和汤加川乌、乳香、没药、浙贝母组成。方中熟地、当归大补血气；黄芪、鹿角胶补益阳气，强筋壮骨；干姜炭温中散寒；肉桂入营温通血脉；麻黄达卫散寒，协同姜、桂，使气血宣通；乳香、没药活血镇痛，行瘀消肿；浙贝母祛痰散结；甘草调和诸药。可见梁师运用古方起到协同

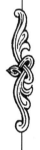

作用之妙。至于风热型类风湿性关节炎，梁师常喜用加味四妙散（黄柏、苍术、薏苡仁、炒牛膝、金银花、桑枝、丝瓜络、萆薢、泽泻、延胡索、甘草）治疗，效果也甚佳。

病例一：

周某，男，42 岁。1991 年 4 月 20 日初诊。起病半年多，患者四肢关节肿痛，腰部时痛，痛处固定，遇寒更甚。患侧皮色不变，漫肿，屈伸困难，曾在当地治疗未效。血检：白细胞 11×10^9/升，中性 0.59，血沉 35 毫米/小时，血浆尿酸 714 毫摩尔/升。X 线摄片：四肢关节软骨破坏，关节腔变窄，关节面不规则。舌淡苔白，脉弦紧。梁师审察此症属于寒痹，乃寒邪偏胜，气血为邪所闭，不得通行。治宜祛风散寒，养血通络止痛。用温阳蠲痹汤，连服 7 剂，四肢关节痛减。1 周后复诊，照上方服 21 剂，半月后再来复诊，症状全部消失，复查 RF、ESR 正常，停药 3 个月后未见复发。

病例二：

陈某，女，26 岁，1991 年 6 月 24 日初诊。患者四肢关节疼痛，屈伸不利，功能受限两年多，尤以天气变化疼痛加剧。诊见：两掌指关节、趾间小关节变形。血检：白细胞 12×10^9/升，中性 0.70，血沉 50 毫米/小时，类风湿因子测定阳性，血浆尿酸 596 毫摩尔/升。X 线摄片：右手多个指关节改变，符合类风湿性关节炎特点。舌淡，苔白，脉弦。诊为痹证。属风寒凝经滞络。治宜祛风散寒、养血通络止痛。投温阳蠲痹汤，嘱其连服 6 剂，1 周后来复诊，症状减轻，继以原方再进 14 剂后，因下雨路远往来不便，在家自持原方继进 6 剂，前后共服 34 剂，1 个月后复诊，症状消失，RF、ESR 恢复正常。

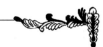

【按语】以上两个病例均为风寒凝滞经络所引起之寒痹，梁师均以祛风散寒、养血通络之法，投以自拟经验方温阳蠲痹汤治之而取效。此方乃多年来临床心得体会之结晶，为梁师运用古方协同作用的经验良方，用之治疗风寒湿痹有意想不到之功效，其温通经脉、祛寒剔邪、补虚镇痛之功甚强，医者可在临床中参考使用。

系统性红斑狼疮治疗经验

系统性红斑狼疮，属中医"红蝴蝶疮""虚劳"等范畴。梁师认为，本病多因禀赋不足，肝肾亏损，气阴两虚，正不胜邪，邪毒乘虚而入，导致热毒灼津，津液耗伤，气血失和，脏腑亏虚，筋脉瘀阻而发为本病。早期多是热毒入血，血热炽盛而致发热不退，血热伤络而妄行，故见皮肤斑疹，鼻衄。治宜清热、解毒、凉血。后期多因热毒耗伤阴血而出现气阴不足之证。治宜益气养阴，以收扶正祛邪之功。

病例一：

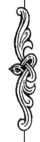

何某，女，43 岁，1991 年 2 月 9 日初诊。患者 5 年前因高热不退入院治疗，住院期间出现肾功能损害，经检查确诊为系统性红斑狼疮。经用激素、环磷酰胺等药治疗，症状消失而出院。1990 年 6 月因双下肢肿胀而再次入本院，症状缓解后出院。出院后一直服用激素，症状基本控制。但于 10 天前，因着凉后出现发热、咳嗽、鼻塞、流鼻血，继之出现尿少、头面及双下肢浮肿，面部红斑明显加重，并伴有上腹部不适、恶心而再次入院治疗。查血常规：轻度贫血。尿常规：蛋白（＋），白细胞（＋＋）。血沉 22 毫米/小时，抗"O"825 单位。入院后经中西医治疗，病者头面及双下

肢浮肿基本消退，仍见面部红斑，呈鲜红色，关节疼痛，发热不退，转请梁师诊治。就诊时症见上述症状，舌红，苔黄腻，脉细略数。此乃热毒炽盛，熏灼肌肤，治当清热解毒凉血。方用普济消毒饮加味。处方：黄芩、玄参、板蓝根、金银花、蒲公英各15克，牛蒡子、柴胡、连翘、马勃、丹皮、青天葵、桔梗各12克，川黄连、僵蚕、升麻、薄荷、水牛角（先煎）各10克，陈皮、甘草各5克。连服7剂，热退，关节痛减轻，红斑渐隐退。近两天出现恶心、呕吐、纳差、舌红、脉细。前方加竹茹15克，并以花旗参、麦冬、竹茹各15克，法半夏10克，清水1碗炖4小时，睡前服。

服中药2个多月，面部红斑消退，关节疼痛消失，但觉疲倦、乏力、失眠。舌淡红，苔薄，脉缓。拟益气养阴、潜阳安神。处方：炒龟板、龙骨、牡蛎各30克，阿胶（烊）、石斛、山茱萸各12克，女贞子、旱莲草、沙参、玉竹、生地、熟地、炒枣仁、白芍、麦冬各15克，知母、黄柏、甘草各10克。另花旗参、山茱萸各12克，炒枣仁、白芍、丹参各15克，五味子5克，清水炖服。

以后恪守本方，病情日好，诸症皆退，恢复工作，至今健康良好。

【按语】本例为红斑性狼疮并发肾损害。梁师辨为热毒炽盛，熏蒸肌肤，用清热解毒凉血法治疗后，邪退本虚显现，再予益气养阴之剂为治，以顾其因热毒耗伤，阴血亏虚之体，收扶正养阴之全功。

病例二：

梁某，女，72岁，1991年4月20日初诊。患者半年前头面部及腹部起暗红色皮疹，瘙痒，继而出现双上肢肌肉萎缩，乏力，渐至吞咽困难，气促，于同年入惠州某医院就诊。诊为：①系统性红斑狼疮；②皮肌炎。经用激素治疗，症状未见好转。于1991年4月5日入我院诊治。入院检查：心肺阴性，肝脾未触及。查血白细胞 8.3×10^9/升。尿常规正常。肝功能检查麝浊18单位，麝絮（＋＋），锌浊20单位，脑絮（＋＋），抗"O"835单位，血沉48毫米/小时，类风湿因子阴性。住院后经中西药治疗，效果均不明显，遂请梁师诊治。就诊时，患者头面、胸腹、四肢均见皮疹，动则气促，并自觉四肢肌肉疼痛抽掣，舌红，苔腻，六脉弦。本病乃表虚血燥，火邪内伏。治宜清燥救肺、解毒凉血。方用普济消毒饮化裁。处方：黄芩、川黄连、黄柏、天麻、甘草各10克，生地40克，桑叶20克，水牛角（先煎）、白芍、丹皮、龙胆草、正羚羊骨（先煎）、浙贝母、板蓝根、青天葵、沙参各15克，火麻仁、石膏、寒水石、金银花各3克，滑石35克，玄参25克。每日2剂，上下午各1剂。另：大黄、苦参各60克，金银花、紫花地丁、半枝莲各30克，猪皮60克，甘草20克，煎水淋浴。每日1次，2个月为1疗程。服药1个月后，患者头面及腹部皮疹逐渐消退，瘙痒减少，减少激素剂量，第2个疗程继续以本方去天麻加僵蚕、蝉蜕各12克，每日2剂。外洗方不更改。第2个疗程结束后，病者自觉四肢肌肉疼痛抽掣减少，仍有气促、乏力，第3疗程仍用上方，并隔晚炖服生脉散（花旗参、麦冬各15克，五味子3克）。共治4疗程，症状好转，病情稳定，追踪至今，病情未见复发。

【按语】本例乃系统性红斑狼疮合并皮肌炎。本病特殊症状为四肢肌肉抽掣疼痛，经激素治疗未见好转。梁师辨证为表虚血燥，火邪内伏。治以清燥救肺、解毒凉血之剂，另加解毒滋阴之洗剂淋浴，内外兼治。如是调治2月，症状减

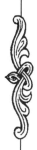

轻，再予益气养阴之剂调补，4个月后诸症逐渐好转向愈。可见大凡疑难病症，守方治疗，甚为重要。

脱疽的治疗经验

脱疽病，现代医学又称为栓塞性脉管炎。梁师认为，其属外科的一种险症。病为多种因素所致的瘀血阻滞于经络，脉络不通，局部肌肤、筋骨因缺血而坏死。其瘀血阻滞为基本病理基础，热毒阻结、阴液亏损为主要病机。所谓"津液为火灼竭，则血行愈滞"也。治疗上，应根据病证不同而分型论治。

病例一：

吴某，男，35岁，运输工人。

主诉：左足第三趾肿痛已一年。曾经某医院检查，认为"栓塞性脉管炎"。现足背肿痛、麻木、疼痛。经多次治疗未效。

诊见患者左足第三趾皮色紫黑，稍破皮，流出少量水液，足背亦漫肿，寒冷麻木，有时疼痛。全身症状则见：面色苍白，表情痛苦，饮食无味，小便清长，舌苔白厚而润，脉象沉迟。

诊断：脱疽（寒型）。由于寒气凝滞，以致气血瘀积而成。治宜温经通络，活血祛瘀。

处方：当归6克，赤芍6克，桃仁10克，白附片6克，制乳香、没药各15克，炙甘草6克。水煎服。另用艾叶、乳香、没药、红花、干姜煎汤洗患肢，日一次。

服药及洗涤后，症状颇有转机，饮食较好，寒冷麻木亦减轻，以后仍按上方加减，治疗4个月左右，基本痊愈。

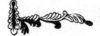

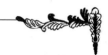

病例二：

钟某，男，40岁。

主诉：去年10月间发病，至今已有一年（曾经于某医院检查，认为系"栓塞性血管炎"），右脚疼痛，足背肿胀，有时疼痛颇剧，彻夜不眠，右脚第三足趾颜色黑紫，微破皮，流少许水液。曾治疗未效，痛苦至极，乃来我院求医。

诊见右足趾皮色紫暗，微破皮，有少量分泌物，足背亦漫肿焮热，疼痛较剧。全身症状则见：面唇色红，饮食较差，二便近日尚正常。舌苔黄腻，脉象滑数。

诊断：脱疽（热型）。治宜清热、解毒、止痛。用药：四妙勇安汤加减，并重用金银花、玄参、当归等药。

处方：金银花3克，黑玄参30克，当归30克，甘草6克，制乳香、没药各6克，赤芍10克。水煎服。服药数剂，疼痛减轻，可以入睡，症状显著好转，以后仍按上方加减，肿胀日消，脚背颜色亦渐转正常，治疗4个月，症状消失，康复。

病例三：

宋某，女，30岁，工人。

主诉：右脚第四、五趾疼痛已有一年半，曾经多次治疗未效，遂来我院求治。见患者右足第四、五趾皮色暗紫疼痛。全身症状则见：午后痛甚，口干，夜睡不安，大便干结，小便短赤，面色苍白。

诊断：脱疽（寒热相杂型）。治以活血祛瘀为主，兼用温清两种药物。

处方：当归10克，京赤芍10克，桃仁10克，红花6克，制乳香、没药各15克，白附片15克，金银花30克，黑玄参30克，丹皮10克，甘草6克，瓜蒌皮10克，车前子

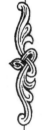

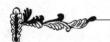

10 克，清水煎服。服药 6 剂，诸症稍减，患处颜色逐渐转变。治疗 2 月，症状显著好转，但患者因事外出，中途停诊。

病例四：

陈某，男，31 岁。

主诉：右足第四、五趾胀痛，已历时两年，经某医院检查，诊为"栓塞性血管炎"。治疗半年无效。现在患足疼痛，有游走性，如遇阴天下雨，气候变化，疼痛则加重。

症见患者右足第四、五趾色紫，疼痛。同时有面色苍白、四肢无力、纳差、舌苔腻而湿润等全身症状。

诊断：脱疽（风湿型）。治宜祛风湿，温经通络。

处方：当归 10 克，炒苍术 6 克，赤芍 6 克，陈皮 3 克，厚朴 3 克，枳壳 3 克，干姜 3 克，白芷 3 克，川芎 3 克，制乳香、没药各 5 克，肉桂 3 克（冲），炙甘草 3 克，水煎服。另外用桑熏疗法辅治。即用一木桶，内置瓦器，将桑木烧成炭，将患脚放于木桶上熏之，治疗 2 月，基本痊愈。

病例五：

蔡某，男，28 岁。

主诉：右足第三趾颜色黑，肿胀疼痛，同时右小腿皮下潮红疼痛，有小硬结。病已半年之久，曾经治疗不效，现病情加重，特来求医。

症见面色微红，口稍渴，大便干结，小便短赤，舌干红，苔黄，脉弦数。

诊断：脱疽（湿热型）。治宜清热利湿、行瘀消肿。

处方：苍术、白术各 6 克，槟榔 6 克，怀牛膝 6 克，防己 10 克，生地 10 克，黄柏 10 克，川芎 3 克，薏苡仁 12 克，甘草 3 克，清水煎服。并用川黄柏一味煎汁洗患足。服药后，症状渐减，仍守原方加减出入，治疗 45 天，基本痊愈。

【按语】以上 5 例病案，均为栓塞性脉管炎。病例一为寒凝血瘀，治宜温通祛瘀，方药以祛寒通络为主；例二为热毒伤阴，火热阻结，熏蒸经络所致，治宜清热解毒、活络止痛，方以四妙勇安汤为主；例三为寒热错杂型，治宜温清兼施，活络止痛，用桃仁四物汤合清热养阴、和营化毒之品为治；例四为风湿型脱疽，以祛湿散寒、温通经脉为治，予五积散加味治疗；例五为湿热型脱疽，治宜清热利湿、行瘀止痛，方用四妙散为主加减治疗。从以上 5 个病例，可见梁师治疗此病经验，全在灵活变通，辨证施治，此为精髓所在。又此症除内服中药外，亦可内外兼治，施用外洗外敷之药。此外，梁师指出：因此病患者持续疼痛，心理生理压力甚重，疏通经脉、溶化血栓、镇痛止痛甚为重要，应当重视镇痛治疗，中西医结合治疗效果更佳。

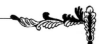

诊余漫话

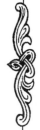

伤寒兼证辨治

历代很多名医，专攻《伤寒》，以《伤寒》的法规治疗时病、杂病，都收到很高的疗效，并且在研究的基础上，提出很多个人对"伤寒"的见解；因而以"伤寒"名家的不下数百家，还尊《伤寒论》的作者张仲景为宗师医圣。我们今天发掘祖国医学遗产以丰富现代医学，在"伤寒"这方面的兼证、变证也是应该理解的，因而在这里专门作一介绍。

"伤寒"兼证也是从六经主证的八纲来辨脉、证。

伤寒家都认为左手脉紧盛为"伤寒"，右手脉紧盛为伤食。左右俱紧盛为"伤寒"夹食。左右俱沉细或伏，面色青，手足冷，小腹绞痛，甚则吐利，舌卷囊缩，是为"夹阴"。这是真阴证。脉浮紧有力，为寒邪在表，宜发散；脉沉紧有力，为阴邪伏阳，宜攻下；脉沉细无力，为纯阴，宜

139

退阴助阳；脉沉数有力，为热象传里，宜清解热邪。这些脉象都有一定参考价值。

"伤寒"口苦为胆热，口甜为脾热，口燥咽干为肾热，舌干津伤为胃热。

"伤寒"手心热，邪在里；手背热，邪在表；手足自温为阳证，手足寒冷为阴证。但均须细心诊察。

又"伤寒"新病，鼻流浊涕，风热；鼻流清涕，肺寒；唇口俱肿痛，热极；唇口俱青黑，寒极。开目好见人，属阳；闭目不欲见人，属阴；多睡、嗜睡，阳虚阴盛；不睡、不寐，阴虚阳盛。喜明的属阳，为元气尚实；喜暗的属阴，为元气已虚。睡而面壁的属阴，睡而向外的属阳。

"伤寒"舌青紫为阴寒，舌赤紫为阳毒。谵语，语无伦次，为邪气胜；郑声，语不接续，为精气脱；狂言无稽妄谈，为邪热气盛；独语无人在旁仍自言，为邪入里。

"伤寒"目视不转睛，怕声音，多为胃气虚，切忌攻下。解表不开，不可攻里。发病后日数虽多，但仍见表证，脉浮，尚应发汗；发病日数虽少，但见里证脉浮或脉实，不可攻表，尤宜下之。

以上的经验，在兼证的辨证中可作参考。

至于"伤寒"兼证，它不属于传经和直中的正病，而实系"伤寒"所常有之症；有出现于手经的（"伤寒"六经，俱以足经来申说的），有因为误治而变症的，有病中调摄失宜而变症的……前人因称之为"伤寒兼证"。如果运用"伤寒"的治法也应该细心地体会它。

①"伤寒"咳嗽：多为肺寒。《内经》谓："形寒饮冷则伤肺。"寒邪侵皮毛连及于肺，故咳嗽。止嗽散加防风、苏子治之：荆芥、百部、白前、紫菀、甘草、桔梗、陈皮、

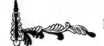

苏子、防风。

少阳证兼咳嗽的，仍属肺寒，故《伤寒论》用小柴胡汤去人参，另加干姜以温散。直中证兼咳的亦为寒气上束于肺，只要温中自能止咳。水气在表则发热，宜小青龙汤发散行水；水气在里则咳兼下利，小青龙汤去麻黄加大黄以攻下，轻则用小半夏汤加茯苓以疏导。水饮流通，则咳嗽自止。

②"伤寒"咽痛：风寒在表而痛的，为风火聚于太阳，宜甘桔汤加牛蒡子、荆芥、薄荷、防风以散之；少阴传经而痛的，属热，甘桔汤加黄连、玄参、牛蒡子；直中少阴而痛的，肾气虚寒，逼其无根之火上升所致，用温中法而痛自止，姜附汤加桔梗治之。又有阳毒、阴毒致痛，仍按照少阴证治法。"伤寒"发汗过度，津损阴伤而致咽痛的，宜用党参、黄芪、甘草、桔梗、天花粉、小麦、麦冬、牡蛎补元气、生津敛汗而痛止。

③"伤寒"鼻衄血：是寒邪将解，荣血周流。按《伤寒论》的说法为"病当自解"。然鼻衄亦有表里之分：寒邪在经，头痛发热而鼻衄为表证，宜香苏散加藕节、茜草根、菊花以微汗之；若邪气入里，燥渴烦心而成衄的，宜犀角地黄汤以急清之。此鼻衄与动阴血而鼻血、咯血的治法当有所不同。

④"伤寒"大便脓血：此传经热邪迫血下行所致。宜用清法，用葛根黄芩黄连汤加地榆。若瘀血凝聚，少腹痛拒按，小便自利的宜下之，用三承气汤。上二者皆为血热。亦有阴寒病，下焦虚寒，肠胃不固而便血的，则属血寒，非用温剂不化，宜附子理中汤加当归、赤芍、荆芥炭主之。

⑤"伤寒"郁冒：它的证候是昏愦而神识不清。《伤寒

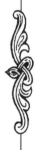

论》谓："诸虚乘寒者则为厥，郁冒不仁，此寒气上逆也。"治法当用温补。若属于阳明证而致郁冒，它的证候群是小便不利，大便乍难乍易，时发热，喘不得卧。《伤寒论》认为"胃有燥屎也"，治法当用泻下。"伤寒"五六日，身无寒热，二便如常，病者渐变为神昏不语，形如酒醉状，或睡中独语一二句，目赤舌干，不思饮食，与之饮水则饮，不与水饮则不思饮，这是邪热入里而致郁冒，与温病的热传心包证相同，宜用泻心导赤散：栀子、黄芩、麦冬、滑石、人参、犀角（用水牛角代）、知母、黄连、茯苓、甘草、灯心草、生地，姜枣引，以清心包络之热，不要妄用承气攻下之剂，以免误治。

⑥"伤寒"奔豚证：它和现代医学的"歇斯底里球"相似，系病人自觉有气从少腹上冲咽喉，致心痛难忍。前人形容它"如江豚上窜，因称奔豚"。这是下焦阴寒所致。宜用姜附汤加肉桂、吴茱萸、茯苓，或以橘核、小茴香、川楝子佐治，尤为见效。

⑦"伤寒"愈后更发热：脉浮的宜用小柴胡汤和解之。实证则仍可用大柴胡汤。张石顽氏的经验，云："'伤寒'火邪解后，余热留于血分，至夜微热不除，宜四物汤，或合柴胡，或加桂枝，靡不立效。"梁师认为，"伤寒"瘥后余热不清，大小柴胡均可，然用麦门冬汤育阴则更适宜（麦冬、甘草、粳米、大枣、竹叶），但必须辨证施用，否则"刻舟求剑"，固而不通！

⑧"伤寒"新愈失眠或虚烦：吴绶云："当以温胆汤加枣仁主之。"梁师认为温胆汤加枣仁，本来很妙，但如无热而下虚有寒者，宜黄芪建中汤，虚甚者宜大建中汤或人参养荣汤。如果身热食少乏力，宜三白汤（党参、白芍、白茯

苓、白术、炙甘草、附子、大枣）或补中益气汤；若阴虚火动失眠，必少加知母、黄柏以滋肾水；若胃热痞闷，以四君子汤为主方化裁；如表热加柴胡，内外有热，少佐些黄芩；心下痞闷，心烦有内热的，加枳实、黄连；有痰加橘红、法半夏；呕加生姜、竹茹、法半夏；伤食不化加神曲、麦芽、山楂。

⑨"伤寒"病愈后喜唾：久不能止，这是胃中有寒，宜理中汤加益智仁以温中止唾。如病愈后呕哕，食不欲下的，宜救胃阴，用芦根汤主之：芦根、竹茹、生姜、粳米。如虚弱少力兼见呕哕逆的，则宜用六君子汤加黄芪、麦冬。

⑩"伤寒"新愈，虚热盗汗不止，当归六黄汤主之。阳虚无热而兼有恶寒的，加味黄芪建中汤，即本方用肉桂，加党参、当归、白术、麻黄根、牡蛎。阴虚精不足的，宜滋阴补肾丸：生熟地、川芎、麦冬、黄芪、砂仁、五味子、黄柏、白芍、党参、当归、蛤壳、云苓、知母，蜜为小丸，每服 10 克，淡盐汤下。亦可减味改作煎剂用。如心悸、虚怯、梦寐不安，神疲气乏，则以丸剂为宜。或改用牡蛎散：牡蛎、肉桂心、龙骨、白芍、鹿角胶、麦冬、甘草。

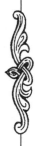

⑪"伤寒"愈后，胃弱食少，宜加味枳实丸：枳实、白术、党参、陈皮、麦芽、神曲、甘草。天寒加砂仁，夏热加黄连，气郁加香附，痰多加法半夏。如要恢复体力，助脾进食，六君子汤加黄芪、山药更妙。

以上兼证的治疗，系梁师多年来运用"伤寒"方治"伤寒"兼证的体会。

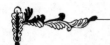
吴鞠通的三焦辨证论治纲领

吴鞠通论温病，引用三焦分证，大体和叶氏用"卫气营血"的精神相同。同样是划分疾病的证候群，作为辨证纲领。吴氏的三焦辨证论治纲领如下：

（1）以三焦代表各个不同的证候类型：

①上焦："凡温病者，始于上焦，在手太阴。""太阴之为病，脉不紧不缓而动数，或两寸独大，皮肤热，头痛，微恶风寒，身热自汗，口渴或不渴而咳，午后热甚者。"这一系列温病的初期症状，吴氏把它归纳在上焦。

②中焦："面目俱赤，语言重浊，呼吸俱粗，大便秘，小便涩，舌苔老黄，甚则黑起芒刺；但表热，不恶寒，日晡益甚，传至中焦，阳明病也。"吴氏认为这是中焦温病的典型症状。其他如头痛，身痛，胸脘痞闷，午后身热，舌苔白等，又是湿温证在中焦的特征。

③下焦："凡汗下后，或热久不退，脉尚躁盛，或汗后脉虚大，手足心热，或汗后舌强，神昏耳聋，或因阴液将涸，而形成厥、哕、痉等，以及脉结代，心烦不得卧。"这些是温病后期的虚象和险象，吴氏都归纳在下焦。

从吴鞠通用三焦所划分的症状来看，上焦包括心、肺及心包络三经的症状，中焦包括脾胃两经的症状，下焦包括肝肾两经的症状。这是脱胎于《伤寒论》六经再加以演绎的一种归类方法。上焦病轻，中焦病重，下焦病最严重。

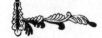

总的来说，上焦是温病初起至极期的手太阴肺、手厥阴心包的证候；中焦是温病极期足阳明胃经、足太阴脾经的证候；下焦是温病末期足少阴肾经、足厥阴肝经的证候。这是一般温病的发展过程，但不一定作为板刻的公式。如有些病人从上焦手太阴开始，却不顺传中焦阳明而去逆传心包；有些病人从手太阴发病以后，并不经过中焦而径自出现了下焦肝肾方面的症状。例如暑风初起，即见厥阴肝经症状；湿温初起，即见太阴脾经的症状。所以，它们的传变，是无定型的。

（2）以三焦的划分作为立法处方的标准：

吴鞠通说："治上焦如羽，非轻不举，治中焦如衡，非平不安，治下焦如权，非重不沉。"这是吴氏对三焦治法的准则。也就是说：针对上中下的不同性质，而分别决定用药的标准。我们明白了这一点，可以这样来理解：例如治上焦心肺的病，用轻清宣透，如银翘散、桑菊饮、清营汤、安宫牛黄丸，都是辛开香窜、清心利窍之药。也是治上焦如羽毛的轻清，而不宜重浊。治下焦肝肾之病，须用滋阴潜镇之剂，如三甲复脉汤、大定风珠等方以镇肝滋肾、育阴潜阳。也是治下焦如权之重，守而不走，沉而有着。至于治疗中焦脾胃之病，用药不可失之薄，亦不可失之厚，要能适中平衡，以发挥脾胃运化的功能。因为脾湿太过影响胃阳，则运化无权；胃燥太过，影响脾阴，则发生饮食不甘、便秘等症。治疗宜白虎汤，清阳明之经热；承气汤通阳明之腑结。前者兼能宣透于上，后者主要泄夺于下，务使脾胃相和，阴阳相济，达到如衡之平。

以上为划分上、中、下三焦作为立法处方的标准，根据这个标准来定出它的治疗"准绳"。

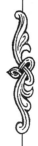

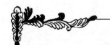

内伤发热的治疗浅探

"内伤"发热的治疗是忌用发汗或寒凉的方药的，一定要根据引起发热的原因，选用滋阴养血清热或益气温阳的方剂，使肝郁能解，瘀血得化，浮游之火下潜，发热的现象自然缓解。

梁师认为，治疗发热必须分虚实，实热包括外感发热，不问其是否四时的"伤寒"，凡发热恶寒无汗的，骨节酸疼，头痛的，脉浮紧的宜九味羌活汤、十神汤或香苏饮。病者体质素热而外感风寒的则用防风通圣散。往来寒热的，可用小柴胡汤。有的阳虚病人也易于外感，一遇风邪即发热头痛，脉微弱的宜补中益气汤；脉浮紧者，宜用参苏饮或人参败毒散。这些方剂，都是时下医师治疗外感实邪的通剂。

至于外感以后为什么会发热？中医学对它的分析还是符合辩证法的。因为邪客皮毛则腠理闭，腠理闭则内气不能泄而生热，这并不是风寒能变热发热。所以在治疗时但发其皮毛，解表使腠理开而邪随汗散。九味羌活汤、十神汤、参苏饮，或《伤寒论》的麻黄汤、桂枝汤都是解表的方剂，并不是解中的方剂。只有寒热往来，才用张仲景的和解法，用小柴胡汤来解中。解中可使阴液自存，阴液自存，涌出肌表而外邪自然涣散。所以外感发热，小柴胡汤亦属于养汗以开腠理的处方了。

实热的发热，它的症状必然壮热或暴热不止，脉象滑数或洪盛。只有随表里的属轻属重而清之。或发热脉虽沉而按之坚实的，也为里实，必用苦寒清降之剂，如黄连解毒汤、三承气汤。若发热历时多日仍然不退，脉来虚数无力，饮食无味，或至夜烦渴，或反加干咳的，这极可能是阴液受伤，当以养血药调补真阴，则阳热自化。阴阳、虚实的机制，不可不审订而急为转关。这一点是运用中药治疗实热时应该知道的。

实热宜清。在用药方面也有它一定的法度。例如：夜静昼热，是热在气分，宜小柴胡汤去党参加栀子、黄连、知母、地骨皮；昼静夜热，是热在血分，宜用四物汤去川芎合小柴胡汤加黄连、栀子；午后潮热，宜逍遥散加黄芩、胡黄连、麦冬、地骨皮、秦艽。

以上是外感发热和实热的辨证施治。总的来说就是：治热外感者散之，实热者清之，阴虚者滋阴，阳虚者补阳，内伤而兼外感者，应补而兼散。

以下是"内伤"发热的治法。

"内伤"发热，就是要懂得补养的道理，如果已经知道是虚证而用补方，但又集浮散的药物于补方之中，这样的处方，也是难于奏退热之效的。阳虚发热，须用大剂甘温纯补，不独清药不宜多用，即柴胡、升麻、葛根等，亦不宜用。因为阳虚之热是无风邪可散的。又阴虚发热，不仅苦寒之药不宜用，即淡渗之品亦宜少用。这是怕苦味之药伤阳气而淡渗之品伤阴气。懂得这个治则，然后按"内伤"发热的分型以对症下药：阴虚火旺的发热，宜滋阴清热，可用清骨散：银柴胡、地骨皮、胡黄连、生鳖甲、青蒿、知母。失眠加炒枣仁、柏子仁，盗汗可加浮小麦、麻黄根、糯稻根、牡蛎。如果短气乏力，头晕目眩的，为气阴两伤，可加西洋参、沙参、党参、麦冬、五味子。

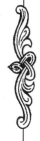

阴虚发热是阴血自伤，不能制火，即阳气升腾而内热。这仍属于阳旺之象。故阴虚发热其脉必数而无力，属心肾二经。左尺脉微弱当用滋阴。除上述的清骨散化裁之外，还可以用六味地黄汤。如果兼见头痛、腰痛、口渴，用六味地黄汤加白芍、钩藤、五味子、杜仲。若阴虚不宜于淡渗，用右归饮。右尺脉洪大而有力，六味地黄汤加黄柏、知母、炒鳖甲、秦艽。右尺脉微弱，身热恶寒，医者见其身热而误以苦寒药治之，引邪入阴，这又属于少阴证反发热，用麻黄附子细辛汤。以上数方，皆阴虚发热的治法，都可以按证酌量使用。

气血亏虚的发热，多为阴虚现象。六脉必微弱无力，症虽然身热，可是病人常有全身寒冷感，发热亦多不欲去衣被。这种现象是卫虚恶风，荣虚恶寒。治疗当然要补气养血，调其荣卫，用人参养荣汤。前人"甘温除大热"指的就是这种方法。若病人微有相火，可去肉桂，少加丹皮，则热自退。或有身热面赤，脉洪大而空，为戴阳证，属于真寒假热，急用人参附子理中汤，大剂才能有效。若见其身热而有寒凉，则多致亡阳。戴阳证较为难辨，然只要细心辨别，脉症互参，也不困难。例如，发热而小便清长，是诊断戴阳证的窍门。

气血虚亏的发热亦有因脾虚而导致的，那么就要考虑先用补中益气汤加减化裁，然后再用归脾汤以善后了。

肝郁化火的发热，治疗宜疏肝解郁以清热，可用丹栀逍遥散加郁金、生地、麦冬。若肝郁化火至极，则用龙胆泻肝汤。但肝郁化热，当从病机论治，必先解郁，肝郁开而烦热自然退去。故又可先用越鞠丸加味治疗：白芍、香附、苍术、栀子、神曲、柴胡，即原方去川芎加柴胡、白芍。

肾虚火不归原的发热，治疗宜导火归原，用引原汤：代赭石、丹皮、麦冬、西洋参、五味子、炒牛膝、牡蛎、焦栀子、黄柏、肉桂心，或用三甲复脉汤以存阴而热能下行自解。瘀血发热，系病在血分，宜活血化瘀，用血府逐瘀汤：当归、生地、桃仁、红花、枳壳、赤芍、柴胡、甘草、桔梗、川芎、牛膝；或先用复元活血汤：桃仁、红花、当归、大黄、柴胡、天花粉、穿山甲、甘草。瘀血既清之后，仍宜益阴，则再用沙参麦冬汤加首乌、黑豆衣、赤芍等药以善后。

阴疽之毒将发的发热，如为寒热往来，先用人参败毒散以解表，俟表解之后，即改用阳和汤：麻黄、熟地、白芥子、鹿角胶、甘草、肉桂、炮姜。

以上分述了"内伤"发热的治法。

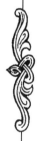

大抵治发热，必须理解阴阳、虚实、内外、寒热的互相转化。例如阴盛格阳、阳盛格阴的问题，阴盛极而格阳于外，就会出现外热而内寒；阳盛极而格阴于外，就会出现外冷而内热。《内经》云："重阳必阴，重阴必阳。"又说："重寒则热，重热则寒。"这种互相转化的过程，常在各种发热的病理中引起变化。所以外感发热，经久不愈也可以发展为"内伤"发热；而"内伤"发热，有时亦会兼夹外感。这些辨证原则，梁师认为要掌握下列几点：就是小便的清赤，口中的燥润，舌苔的深浅，一一问个明白，就不致有误差了。

不能食的虚实和食亦证

不能食，有虚有实，实证则心下痞满口苦，宜消导，仍可用保和丸，或大安丸：山楂、神曲、法半夏、橘红、茯苓、麦芽、连翘、莱菔子、黄连、白术。虚证则倦怠，面色萎黄，必心下软和，宜异功散加砂仁；有虚痰的用六君子汤。

不能食，多为脾胃俱虚。所以李东垣氏谓："脾胃旺，能食而肥；脾胃虚，不能食而瘦。"所以治不能食证一定要了解它的原因。由于脾胃之虚，急当补益，宜补中益气汤。凡不能食证属于虚的，不能用寒凉克伐的药物致使元气更虚。这一点很重要。如果补之不效，就当兼补其母，使补火以生土（也就是虚则补其母的原则），土自健运，宜八味丸（熟地、山药、山茱萸、茯苓、丹皮、泽泻、附子、肉桂）或二神丸（补骨脂、白豆蔻、大枣蒸去核，生姜汁米糊为小丸，盐汤送服）。如果补母不效，更当兼顾其子，使金不窃母之气（这是实则泻其子的原则），则土自能保，宜茯苓人参甘桔汤（茯苓、人参、甘草、桔梗）。

不能食而诊得脾胃中或有积滞，或有实火，或有寒痰，或有湿饮，而元气未衰邪气仍盛的才可以用清导的方法，使外邪消后仍用补益。用四君子汤或香砂枳实丸：党参、白术、香附、砂仁、云苓、炙甘草、陈皮、枳实、广木香、炒谷芽、山楂肉。如果因忧郁而致不能食，则先治郁证；因伤食后而不能食，或恶食，膈间饱闷，或胀或痛的，宜导痰运

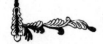

脾，用梁师自拟的运脾饮（法半夏、陈皮、茯苓、甘草、枳实、山楂、神曲、麦芽、香附）；如有气滞，脉沉，加青皮、木香；不嗜食，积久就会生热，口干嗳气，加姜汁炒黄连、栀子。

食亦证：指的是多食易饥，形体消瘦，即前人所谓"饮食不为肌肤"。《内经》"大肠移热于胃，善食而瘦，谓之食亦"，即指本证。致病的原因是胃为水谷之海，所以化气味而为营卫，如果胃受热邪，津枯内燥，消灼谷气，不能化为精血，故能食亦不长肌肤而反为消瘦。治疗宜先用甘露饮使胃燥稍和，然后用独参汤以善后。梁师认为，食亦与消渴证的中消同，宜用治中消的方法处理之。

胃热而影响胆腑，症见多食、善饥、烦热、口苦，前人亦称食亦，并认为是"胃移热于胆"，所谓"胆为阳木，热气乘之则燥土而消谷"，故多为能食善饥。用梁师自拟的决断汤：柴胡、焦栀子、淡豆豉、土茵陈、黄连、甘草、黄芩、厚朴，姜枣引。

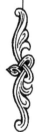

伤食，症状多见胸膈痞塞，噫气腐臭，恶心吞酸，甚或头痛发热，呕吐泄泻。治疗宜消食导滞，以平胃气，用保和丸（神曲、山楂、法半夏、连翘、莱菔子）或用平胃散（苍术、厚朴、陈皮、甘草）。如恶心吞酸加焦栀子、黄连；厌食加谷芽、草果、砂仁；头痛发热加柴胡、白芍；腹痛加香附、木香。这是治疗伤食的大法。但伤食之后，常出现兼证。兼证有兼寒、兼湿、兼痰、兼气的不同，而治疗用药分为"乍伤"与"宿食"。现分述于下：

伤食兼寒：症见腹满、恶寒、呕吐气冷，宜理中汤加丁香、白豆蔻治之。

伤食兼湿：症见厌食、困倦、胸闷、口甜黏腻，宜除湿汤（苍术、厚朴、陈皮、藿香、法半夏、生姜、甘草、大枣）加谷芽、泽泻。

伤食兼痰：症多见胸膈满闷，眩晕，呕吐稀涎，迷惘，脉滑，宜二陈汤加白术、神曲。

伤食兼气：症见气粗而胸膈疼痛，两胁胀痛，胃中拘急，宜调气平胃散：木香、檀香、藿香、砂仁、白豆蔻、乌药、厚朴、苍术、陈皮、甘草。

以上都是伤食之后常见的兼症。至于伤食的乍伤证候，是一时性的消化不良现象，用保和丸或藿香正气丸，即可解决。乍伤如脾胃健运，不必治疗，亦能自行恢复。

宿食不消与乍伤不同，多由脏气虚弱或脾胃湿热，寒留于脾胃之间，故食而不化。它的治疗，梁师有如下几点体会：

宿食不消，脾胃虚损的，宜补中益气汤。病后脾胃受伤，元气不足，宿食内停的，宜参苓白术散。外感而宿食不消，外感去而仍胃脘胀满，宜枳实丸：枳实、法半夏、橘皮、神曲、麦芽、党参。

脾胃有寒，宿食内停的，宜理中汤。脾胃虚冷，心腹胀满疼痛，宜厚朴温中汤：广木香、干姜、附子、白术、炙甘草、陈皮、厚朴、砂仁。

脾胃湿热，饮食内停，干噫腐臭，胸满疼痛，脉洪而数，宜二陈连芩汤：法半夏、陈皮、茯苓、甘草、栀子、黄连、黄芩。

脾胃虚热，津液不足，饮食停滞，宜消食甘露饮：麦冬、土茵陈、黄芩、枳壳、枇杷叶、石斛、砂仁、谷芽、云苓、泽泻。

脾热口臭，停食不化，宜泻黄散：藿香、栀子、甘草、

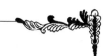

石膏、防风。

总之，治伤食证，必审所伤之轻重，元气之虚实，脏腑之强弱，时候之寒暖；而用药又必须采取清导或补益，或以消导为主，而消导补益之中或当兼疏散，或当兼渗泄。各随其适宜与否然后治疗。此外，泻下或攻伐的药物必须慎用，非实邪不宜妄攻妄下，惟健脾益胃才是正治。

梁师又认为，伤食之脉，左手平和，右手气口紧盛。脉经》云："脉来滑者病食也。"伤食的脉象多浮而滑，或缓而大，如非实邪而为脾虚，则关脉多软或弦。这些现象，在指下常可觉察得到。

《脉经》又称："尺中伏，水谷不消；寸口弦，胃中拘急；关上弦，胃口有寒，心下拘急；关上滑，胃中有热；关上芤，胃中虚。"这些经验，也可以脉证互参。

治消渴一定要辨明虚实

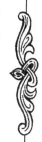

三消，前人多认为属火属热。辨证即使属火，也应该有虚火实火之分。实火为邪热有余，虚火是真阴不足。如果治消渴或糖尿病而不辨虚实，是会误事的。这一点在辨证施治中要加以细心体会。《续名医类案》有一则消渴案：

"孙文恒治一人年过五十，忽患下消之证，一日夜小便二十余度，清白而长，味且甜，少顷凝结如脂，色有油光，治半年无效；腰膝以下软弱，载身不起，饮食减半，神色大瘁。脉之六部皆无力。法当温补下焦，用熟地六两为主，鹿角霜、山茱萸各四两，桑螵蛸、鹿角胶、人参、茯苓、枸杞

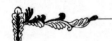

子、远志、菟丝子、山药各三两为辅，益智仁一两为佐，附子、桂心各七钱为引。炼蜜为丸，梧桐子大。每晚淡盐汤送下七八十丸，不终剂而愈。或曰凡消者皆热证也，今以温补何哉？曰：病由下元不足，无气升腾于上，故渴而多饮，以饮水多小便亦多也。今大补下元，使阳气充盛熏蒸于上，口自不渴，譬之釜盖，釜虽有水，如釜底有火，盖方润而不干也。"这一则医案，梁师认为很有参考价值。

中风证的治疗当重脉象

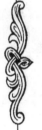

中风的脉象：浮迟的为吉象，这是因为邪尚在腑。风为阳邪，阳病见阳脉，治疗较易。中风后脉象和缓，来去分明，亦为吉象。若浮而鼓指，很容易变为脱证。脱证则治疗较难。中风亦忌涩脉，脉现涩象者多危。因为"邪之所凑，其气必虚"。风邪乘脏之虚则脉涩。

风邪中人，脉多沉状。亦有脉随气奔，指下洪盛的。据梁师的经验，中风脉浮迟者生，若急大鼓疾，是邪不受制，多致不救。如果脉数大但未至急疾，尚有不死的，这点经验，可供参考。

喻嘉言氏认为："中风之脉必有所兼，兼寒则浮紧，兼热则浮数，兼疾则浮滑，兼气则沉涩，兼火则盛大，兼阳虚则微，兼阴虚则数或细。"这些见解，尤为可贵。

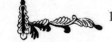

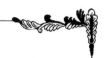

倪涵的治痢三方

倪涵的治痢三方，结构谨严，可供临床时作变通参考：

初起第一方：

黄连、黄芩、白芍、山楂、枳壳、槟榔、青皮、当归、地榆、甘草、红花、桃仁、木香。

这张处方不拘红白噤口，里急后重，身热头痛皆可使用。白痢去地榆、桃仁加橘红；滞涩甚的加酒炒大黄，服1至2剂，滞涩既去，大黄即可停用。痢疾初起三五日用之，效良。如痢疾发生十天以外，就可以考虑用加减第二方：

黄连酒炒、黄芩酒炒、白芍酒炒、山楂、桃仁、当归、橘红、青皮、槟榔、地榆、炙甘草、红花、木香。

如痢疾延至月余未愈，脾胃弱而虚滑，法当补理，则可拟补理第三方：

黄连、黄芩、白芍（三味均酒炒）、陈皮、白术土炒、当归、人参、炙甘草。

以上三方，孕妇可去桃仁、红花、槟榔。

倪氏的经验非常可贵。

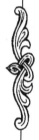

梁师认为，便血有阴阳冷热之不同。若便脓血，则皆为湿热无疑。前人曾谓"见血无寒证"，"血热则妄行"，可知下脓血属热的十常八九，属寒的间有一二。鉴别的方法：阳证内热则下鲜血，阴证内寒则下衄血；如果所下的紫黑成块，或如猪肝或下血水，更应考虑为不属于痢疾，要准确诊断。陈修园对于这一见解，言之颇详。陈氏认为："下鲜血，口渴便短，里急后重，脉盛者为火证，宜白头翁汤，日两服。虚证及产后加阿胶、甘草。若血带黯而成块者，热少寒多，俱宜从脉证细辨。若口中和，脉细，小便长，手足冷者，属虚寒无疑，宜理中汤加灶心土八钱。下血多者，宜间服黄土汤，一日一服。脾胃为分金之炉，理中汤分其清浊，治其本也。血水暗滞为虚寒证，误用寒凉克伐所致。"陈氏这些见解，的确是经验之谈。梁师治久痢不止用厚朴汤：川厚朴、阿胶、石榴皮、干姜、黄连、艾叶，连服十五六剂，奇效。久痢，食入完谷不化，四肢沉重，肌肉消瘦，宜用丸剂缓治。用椒艾丸加人参：艾叶、赤石脂、乌梅、花椒、干姜、人参共为极细末，蜜为小丸，如绿豆大，每服10克。这方法也很妥当。如久痢不瘥，津血枯槁，形瘦面目黧黑，虽然下痢渐减而肛门涩滞，则又可用羊脂煎：羊脂、黄连、血余炭、白蜡、乌梅，煎好冲入白醋、蜜糖，徐服。久痢不止，滑脱，虚冷，妇人又兼带下的宜大桃花汤：干姜、石脂、当归、牡蛎、人参、附子、白芍、龙骨、白术、甘草。有些患者痢后发为呃哕，这多属于胃气虚寒之极，要密切注意病情变化，急用橘皮干姜汤：法半夏、橘皮、乌梅、茯苓、干姜、甘草。周慎斋氏治下痢干呕，也认为属于胃虚而虚热错杂。他的经验是用《外台秘要》的黄芩汤：黄芩、党参、法半夏、大枣、桂枝、干姜。以上经验，都可在治痢疾时参考。

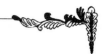

麻疹明辨

　　麻疹是小儿最常见的一种疾病，多发于冬春季，形如麻子大，故名曰麻；因感时行疹戾之气而发，故名曰疹。因地方不同称谓也各有别，一般称为麻疹。

　　本病产生的原因，历代医家均认为是胎毒蕴伏体内，复感时行不正之气而发。其病自脾肺出。《幼幼集成》说："麻虽胎毒，多带时行，气候寒温非令，男女传染而成。"在现代医学中，本病为麻疹病毒感染，近年来由于免疫学的发展，预防接种麻疹疫苗，发病率已较低。

　　麻疹的初期证候，与伤风相似，发热口渴，眼胞肿，目红流泪，咳嗽喷嚏，精神不爽，鼻流清涕，手足指微冷。三四天后，先于耳后头面现点，继则胸背四肢，状如蚊咬，用火照，形如葡萄，色如桃花。以手摸之磊磊于肌肉外皮肤之上，初期稀疏，逐渐稠密，经三四日后依次隐退消失。

　　本病有轻重之别：轻者气血平和，神气清爽，疹色红润，来势和缓。重者表里夹杂，气喘息粗，疹隐不透，发热口渴，烦躁不宁。若兼风寒食滞，症见烦热渴饮、神昏谵语、溺涩便秘。疹色黑暗不鲜，收散紧速。若治疗失当，骤感外邪，或突受惊恐等，可致麻毒内陷，气急鼻煽，烦躁谵语，神志不清，须立时急救，否则危及生命，临证尤当注意。

　　中医学对麻疹治疗积累了丰富的经验，对于麻疹皮疹的出现，认为是机体抵抗邪毒，将其向外排泄的表现。依据麻

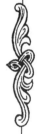

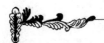

疹的临床症状，结合病人的体质强弱，分辨阴阳、寒热、虚实，而采取透表、清热、解毒和养阴等方法。梁师的经验是：

①必须透表：适用于麻疹早期未显皮疹或出疹未透。有发热，无汗或少汗，口渴，咽喉充血，舌苔薄白，舌质红绛，脉浮数，面燥目赤及烦躁不安等症。表热表实者，可用辛凉透表药，忌着凉，常用麻杏石甘汤加味；若出汗较多，体质稍弱，可用银翘散或桑菊饮加味。内服上药后疹仍难透者，可另用西河柳、麻黄、紫浮萍、芫荽子等煎汤熏擦患者皮肤，效果良好，为透表发疹良方。临床曾观察到病人在出疹时期尚未出透而面色苍白，四肢厥冷，病情危急，经用上药熏擦后皮肤显现，病情渐趋好转，同时可利用水蒸气维持室内温度。使用过程中要注意保暖，不可将皮肤暴露，以防着凉。外用法之优点在于促进全身血液循环，加速麻疹透发，并能清洁皮肤，促进散热，防止高热惊厥的发生，减少肺炎等合并症。

②注意清热解毒：透疹后，麻疹遍布全身，但热未退尽，并有咳嗽、口咽发红、黏膜充血等症。舌质红绛，舌苔淡黄。表示体内余热未清，应以清热解毒为主。常用的方剂有桑菊饮，多汗者去薄荷，口渴加知母。亦可用银翘散，减去薄荷、荆芥、淡豆豉等辛散药物，佐以黄芩、栀子、丹皮、生地、知母等清热凉血药，以清内热。热势炽盛的可用白虎汤或犀角地黄汤加味。这一时期麻疹的变化最多，治疗上必须注意其病情变化，以防止热毒壅滞内攻。

③侧重养阴：当麻疹收回以后，舌质光红，干咳，为高热后体液耗损，体虚肺萎的表现，以伤阴为主者，可用养阴药如琼玉膏，亦可给予芦根、竹茹、红萝卜、紫草煎汤内

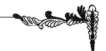

服，效果良好。

疳疾论治

疳疾是小儿常见的疾患，其证最为复杂，也最为难治。

根据古人文献，本病多为胃肠受伤，变生诸证。归纳起来有以下六种情况：①小儿出生后调护无方，长期饮食失节；②父母过于爱护，恣食肥甘，积滞既久，热伤脾胃；③小儿一两岁后犹恋乳食，谷肉果菜之营养不足，脾胃精微暗耗；④小儿脾胃虚弱，食不运化，积久生虫，虽能食而不能肥；⑤小儿吐泻之后，妄施攻伐，津液枯竭，肠胃虚惫；⑥由于乳母喜怒不常，饮食乖戾，儿食其乳，均可受其影响而成疳疾。基于上述六点，疳疾与现代医学之"小儿营养不良症"有共同的地方。

疳疾的主要证侯为头皮光急，毛发焦枯，口馋唇白，两眼昏烂，揉鼻寻眉，脊耸体黄，斗牙咬甲，焦渴自汗，尿白泻清，肚胀肠鸣，癖结潮热，酷嗜瓜果酸咸，炭灰泥土，甚或饮水无度。临床尚须问明新久，辨清寒热虚实，然后施治。

疳疾，为现代医学的小儿营养不良症。小儿机体处于不断生长发育之中，需要复杂的营养物质，这不仅是为了代谢的消耗，更重要的是为了生长发育。营养物质包括蛋白质、糖类、脂肪、矿物质、维生素等，是代谢旺盛的物质基础。正常乳儿每天蛋质的需求量为每公斤体重 3～3.5 克，糖类 10～12 克，脂肪 5～6 克。

中医学历代儿科典籍中早已指出造成疳病的原因：①主要与喂养有关，《幼科准绳》说："小儿脏腑娇嫩，饱则易伤，乳哺饮食稍有失常，就形成疳。"又说："婴幼缺乳，粥饭太早，或滥吃过分油腻生冷及甜食，积滞胃部，耗伤形体胃气，可产生疳。"以上说明营养不良的主要原因是婴儿长期缺乳，或过早增加淀粉食物。过饥、过饱和饮食不调亦为营养不良症产生的原因。②长期慢性疾病如泄泻、慢性菌痢、结核病及迁延性肺炎等，使机体对热能和维生素消耗额外增加，亦可迅见消瘦。③早产儿或孪生儿，由于先天不足，脾胃功能较弱，易发生疳病。④外界环境不良，不讲卫生，缺乏户外活动等因素，亦能影响胃的消化功能，因而不能产生正常所必需的精微，同时也损伤了脾运化精微去营养全身各脏腑、四肢肌肉及生化气血的生理功能，于是产生了一系列的虚弱病状。所以《小儿药证直诀》说："疳皆脾胃病，体内缺乏津液所引起。"《医宗金鉴》认为这种虚弱症状在十五岁以下的小儿称为疳，十五岁以上的成人称为痨。又说："疳与痨皆气血虚惫，脾胃受伤所致。"归纳疳病的临床特点有三：①病程缓慢；②全身消瘦憔悴；③常伴有消化功能紊乱。

王肯堂提出："凡是疳病皆属虚证，热者为虚中之热，冷者为虚中之冷，治热不可过分清凉，治冷不可用骤然温热法。"说明在饮食上必须先从淡薄饮食着手，而后逐渐增加。又说明疳病的治疗原则以调节饮食及补虚为主，必须逐步由少到多，由淡到浓，细致地加以调理。这些见解，是非常正确的。

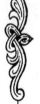

小儿杂病五种管见

1. 小儿多动症

小儿多动症，又称为脑功能能轻微障碍综合征。患儿的智力接近正常或完全正常，但却有不同程度的行为、性格等方面的异常。它的临床表现多为好动，做猴脸，双手不停地握伸；扭腰，走路用一只脚尖踢另一只脚的跟部。上课时注意力不集中，爱做小动作，无论做什么事情都难以持久；贪玩任性，不遵守纪律。有些患儿还兼有学习困难，成绩大多不好。体格检查没有明显的神经系统阳性特征；脑电图检查，约二分之一病人脑电图有轻度或中度异常，但无特异性。绝大部分临床表现至青春期减轻或消失。

中医学没有小儿多动症这一病名，但对这些症状，有理解为先天因素的，如《四库全书医部全录·颅囟科》有："小儿三四岁，多作异常动静者，此先天或为不足之证，培养后天，多能自愈。"有理解为肝郁化火的，如《皇汉医学·儿规鉴》有："四五岁小儿多动者，为小儿所欲不遂，肝郁化火，故多动烦惚，清肝之阳，烦动自除。"这些见解，都很可贵。据梁师的经验：凡小儿多动，学习时注意力不集中，表现为动作笨拙，写字不端正，画图时，让画圆的画不圆，让画方的画不方等，多为先天不足，后天护理不当，宜用梁师自拟的滋肝肾、养心神、填脑髓的阴平阳秘散治之：煅龙齿、炙龟板、煅牡蛎、炙紫河车、生熟地各 20 克，钩藤、白芍、茯苓、枸杞子各 15 克，黄连、远志、熟枣仁、山茱萸、麦冬各

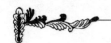

10 克，炙甘草 6 克，共为极细末，每次服 3 克，日服 3 次，白砂糖水送服，有良效。

如患儿多动，贪玩任性，不能满足要求时就大吵大闹，常与小伙伴打架等，多为后天护理不当，肝郁化火，宜用泻心平肝镇潜之熄风导赤散治之：柴胡、白芍、竹叶、木通、生地、甘草各 5 克，茯苓、钩藤各 10 克，煅龙齿 20 克，龙胆草 8 克。清水煎服。

本病必须家长配合治疗，要了解上述表现是病态，不要惩罚责骂，应多予关怀；对患儿学习成绩不好，要耐心地反复讲解，稍有进步，应予以赞扬、鼓励。

2. 小儿颈部、颌下淋巴结核

颈部、颌下淋巴结核，是小儿常见的一种结核病，以婴幼儿及学龄前儿童为多，故常常引起父母的忧虑。它的临床表现为颈部、颌下淋巴结肿大，有些成串珠状，发生于一侧或两侧，触之不痛。初起时较硬，互不粘连，并可以移动，如果淋巴结产生干酪样病变时，每致侵蚀周围组织，使淋巴结彼此粘连成团块。触诊时可以摸到不规则较大的而又不能移动的硬块。轻者可无症状，重者可长期低热并有慢性中毒症状。如淋巴结液化，则可由皮肤穿孔，形成难愈的瘘管并长期排脓，又极易继发细菌性感染。瘘管洽愈之后，常留下不规则的瘢痕，大的还会影响颈部畸形。故早期诊断，正确用药，非常重要。

本病部分继发于肺结核，部分则为原发性结核。淋巴结核多为慢性病症。X 线检查，可发现钙化灶；结核菌素试验阳性。瘘管排出脓液可找到抗酸杆菌或培养出结核杆菌。故诊断并不难。

中医儿科学称本病为小儿瘰疬、痰核。一旦发生，不易

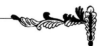

消散，如化脓溃破又较难收口。如果形成瘘管，又名鼠瘘。《灵枢》称："鼠瘘之本，皆在于脏。"在二千多年前已认识到其与脏腑有关。它发生的原因，《幼幼集成》云："小儿瘰疬，由肝胆二经风热血燥而成。"《灵犀集》认为"肝经忿郁化火，火热灼津熬炼为痰，痰凝气结，遂结成肿核"。在现代医学中，采用抗痨药物治疗，如能再按中医学辨证施治，效果较为理想。如早期，仅局部淋巴肿核坚实，皮肤不红不热，为痰凝气结，筋脉瘀滞。治宜疏肝散结，豁痰软坚，可用《东垣十书》的散肿溃坚汤：知母、桔梗、三棱、莪术、升麻、柴胡各5克，黄连、黄芩、龙胆草、甘草各3克，葛根、天花粉、连翘各6克，昆布8克，清水煎服。

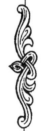

如淋巴结核日久，经用抗痨药物治疗，仍出现阴虚火旺，低热，手足心热，不论是否已成溃疡，梁师常用《证治准绳》的清骨散：炒鳖甲15克，地骨皮、青蒿、知母、银柴胡、胡黄连、甘草各6克，秦艽8克，清水煎服。痰多加川贝母5克，浮海石、牡蛎各10克，同煎。该方以18剂为一疗程，服至热退，方可停药。

如小儿形体清瘦，经治疗多月而结核块仍然不消，面色苍白，少气困倦，脉象细弱，舌淡苔白，此属于病久体虚，必须气血双补，化痰软坚，梁师的常用方为香贝养荣汤：香附、贝母、白术、党参、茯苓、桔梗各6克，川芎2克，当归、熟地、白芍、甘草各5克，生姜3片，大枣3枚，清水煎服。如已成溃疡或瘘管，经常排出脓液，上方加黄芪15克，白芷3克，金银花9克，同煎服。并有助于脓液吸收，创口收敛，促其痊愈。

以上各方剂量，适用于3～7岁患儿。

3. 小儿解颅

解颅是指小儿囟门逾期不合，或合而复开的一种颅囟异常疾患。正常小儿前囟一般在一岁半闭合，如过期不闭，囟门宽大饱满，颅缝开解，头围异常增大等，即为小儿解颅。这一特有病名，它和现代儿科学的脑积水病有许多相同之处。

解颅可发生于任何年龄，但多数在六个月内出现。它的临床表现为：头颅明显增大。这是最突出的症状，相比之下，小儿的面部和身体显得很小，颅骨缝裂开，前囟扩大膨出，头形变圆；由于头部重量很大，颈肌不能支持，患儿常不能将头抬起；又由于前颅凹的压力增加，使眼球震颤，颅神经麻痹，痉挛截瘫或四肢瘫痪，智能明显低下，发育迟缓。如果在囟门闭合之后起病，头围可不增大或增大不多，但颅内压增高的症状明显，出现头痛或呕吐等。

解颅证大多为进行性，上述症状往往日深一日而渐趋恶化。根据其临床表现，诊断并不难，但治疗常感棘手。亦有发展到一定程度时病情自行稳定，或经积极治疗，预后尚称满意的。

中医儿科学认为，引起解颅的成因，主要是肾气亏损。《育婴家秘》谓："儿本虚怯，由胎气不盛，则神气不足，目中白睛多，其颅即解。"这是第一种原因。其第二种原因是由于生后患病，肾阴亏损，火气上蒸于脑所致。《育婴家秘》又说："病后肾虚，水不胜火，火气上蒸，其髓即热，髓热则解。"其第三种原因是病后湿浊内生，而在肾气不足，髓海空虚的情况下，湿痰浊气乘虚而入，亦能形成本病。现代医学对于脑积水病区别其属阻塞性与非阻塞性，与解颅有共同的见解，湿痰浊气乘虚而入有似于阻塞性脑积水，这种解颅，病情严重。《幼幼集成》说"成于病后尤凶"，大概

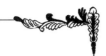

即指此。

中医儿科学的治疗方法是：因肾虚髓海不足而成解颅，治疗以补肾益髓为主，用补肾地黄散：熟地、山药、山茱萸、牛膝、鹿茸、紫河车、人参、茯苓、肉苁蓉、泽泻、萆薢各 15 克，肉桂 3 克，共为极细末。6 个月至 1 岁，每次服 0.3 克；1 ~ 3 岁，每次服 0.6 克；3 ~ 6 岁，每次服 0.9 克。一日三次，开水送服。如果患儿烦躁，手足心热，口干，舌红，属肾虚髓热之证，可加鳖甲、丹皮、麦冬各 10 克，煎水送服上方。缓以取效。

若头大异常，颅缝裂开，并继续增大增宽，面赤唇红，大便干秘，指纹红紫，必须兼用汤剂清热通络，除每天服补肾地黄散外，梁师常兼用化毒犀羚汤：水牛角、羚羊骨各 3 克，丹皮、赤芍、钩藤各 4 克，竹叶、麦冬、青天葵、金银花各 6 克。清水煎服，每天 1 剂。本方剂量适合于 1 ~ 3 岁小儿。

4. 小儿舞蹈病

小儿舞蹈病是小儿风湿热的一种特殊类型，是神经系统受累的主要表现。本病的发生年龄多在 6 岁以后，以 8 ~ 12 岁为最多，女孩多于男孩，且多发生于冬春季节，寒冷潮湿地区较为多见。约二分之一或三分之二患者有风湿病史，部分患者多无其他风湿症状。一般病程 1 ~ 3 个月，有时可再发，也有延续一年以上的。

本病的临床特点为程度不一的不规则的不自主运动，以四肢动作最多，患儿不能解、结纽扣，颜面肌肉抽搐，造成挤眉、弄眼、吐舌等异常面容；甚或语言障碍，进食困难，耸肩缩颈，四肢不随意舞动，并可出现走路不稳。在兴奋或注意力不集中时加剧，入睡后消失。本病多能治愈。

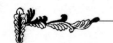

《内经》云："风胜则动。""诸风掉眩，皆属于肝。"
"诸暴强直，皆属于风。"故将小儿舞蹈病，列入肝风内动证
的范围。《医海酌蠡》指出本病的治法，有："小儿舞蹈病，
纯属肝风，患儿外受风邪，引动肝风，故手舞足蹈尔，治疗
之法，应疏外感之风，熄内风之炽，则病可愈。"据梁师的
治疗经验，本病可分为急性发作期与舞蹈缓解期。急性发作
期出现风胜则动，外风引动内风，症见患儿手舞足蹈，情绪
不稳，无意义的不自主的肌肉动作，如皱眉，努嘴，吐舌，
眨眼，语言及咀嚼障碍等舞蹈病表现。舌质红，脉浮弦。证
属外感风邪引动肝风内炽，治宜疏风养肝，平熄内风，用梁
师自拟的羚附姜防汤：羚羊角1克（先煎），白附子、刺蒺
藜、防风、羌活、天麻、胆南星各5克，珍珠母、钩藤、菊
花各12克，桑枝、丝瓜络各15克，蝉蜕6克，甘草3克，
清水煎服。如四肢动作障碍，语言、咀嚼、吞咽困难，又属
于风邪化热入络，上方可加白芍、僵蚕、地龙各10克，全
蝎3克，蜈蚣2条，同煎服。俟患儿情绪稳定，上述症状减
轻，再以舞蹈缓解期辨治。舞蹈缓解期，系急性发作期过
后，无意识及不自主的运动消失，间有眨眼、努嘴或摇头缩
颈，睡眠不稳。舌质淡，脉沉缓，二便调。证属肝肾阴亏，
筋脉失养，治宜养肝滋肾，舒筋育阴，用梁师自拟的滋阴二
至汤：女贞子、旱莲草、生熟地、怀牛膝各10克，玄参、
麦冬、丹皮、地骨皮各6克，黄连、甘草各3克，清水煎
服。以上剂量适用于8～12岁儿童。

5. 小儿急、慢惊风的病因证治

惊风是中医儿科学的一个特有证候，以惊厥、抽搐、神
智昏迷等证候群为其特征。本病多见于1～5岁的婴幼儿。

古代医家认为，惊风属儿科恶候。《东医宝鉴》认为，

166

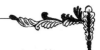

"小儿疾之最危者，无越惊风之症"，故又将"麻、痘、惊、疳"之惊证列为"儿科四大证"之一。

唐代以前，无惊风之名。惊风证较早见于《太平圣惠方》，并将惊风分为急惊风和慢惊风两大类。《古今医鉴》将惊风的症状归纳为"搐、搦、掣、颤、反、引、窜、视"八候。指出患儿在抽风时肘臂抽缩为"搐"，十指开合为"搦"，肩头相扑为"掣"，手足动摇为"颤"，身向后仰为"反"，手若开弓为"引"，目直似怒为"窜"，睛定不活为"视"。这八种征象为急、慢惊风的必见症；但惊风发作，不一定八候全都出现，因为发作时急慢强弱也不一定相同。《婴童百问》在临床上将病来急暴，症见实象，属阳属热证的，称之为急惊风；病来缓慢，虚证明显，属阴属寒的，称之为慢惊风。《幼科发挥》还列举了惊风变证的"惊久成痫"，"搐后成瘫"的危重证候。从上述这些见解，可见历代医家对于惊风证的认识还是较为深刻的。这里试概括地谈急惊风的治疗。

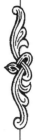

急惊风：以外感致病为主。它的主要症状是高热持续，神智昏迷，两目窜视，牙关紧闭，颈项强直，四肢搐抽等；而发热、多痰、抽风、惊惕系它的特有征象。急惊风临床常见的有：

外感惊风：这是因外感风邪或暑邪，或感受疫邪所引起的惊风证。

所谓感受风邪，病多发于冬春季节，起病较急，症见发热、头痛、咳嗽、烦躁、神昏、惊厥，属于风邪在表的征象。治疗宜疏风清热，开窍镇惊，宜用银羚汤：金银花、连翘、竹叶、芦根、桑枝、钩藤各10克，荆芥、薄荷、牛蒡子、淡豆豉、桔梗、僵蚕、蝉蜕各5克，甘草3克，羚羊角

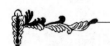

1 克（先煎），清水煎服。病重神昏可送服安宫牛黄丸半丸，早晚各一次。如高热甚者银羚汤加石膏 15 克，同煎，并送服紫雪丹 1.5 克，早晚各服一次，务求邪去热退，使惊风缓解。

外感惊风中的所谓"感受暑邪"，病多发于夏季，起病也较急。症见壮热汗多，头痛项强，恶心呕吐，昏睡时出现烦躁，四肢抽搐，惊厥不止。这属于暑热炽盛，热甚伤津，上扰清阳的征象。治疗要祛暑清热，开窍镇惊。宜用《疫疹一得》的清瘟败毒饮，方为：生地、玄参、连翘、知母、竹叶各 10 克，黄芩、黄连、栀子、丹皮、桔梗各 5 克，水牛角 6 克（先煎），甘草 3 克，清水煎服。

这是一张泻火解毒、凉血救阴的处方。抽搐不已的加羚羊角 1.5 克（包，先煎），钩藤、僵蚕各 6 克，同煎；如壮热无汗，上方可加香薷 6 克，厚朴 5 克，南豆花 10 克，以消暑解表透汗；如昏迷抽风较重，可送服紫雪丹 1.5 克，早晚各一次。

有的患儿感受暑邪之后，由于夹湿较重，嗜睡昏迷，大便溏稀，身热足冷，就要清热渗湿，化浊熄风，宜用加味三仁汤：杏仁、白蔻仁、厚朴、法半夏各 5 克，薏苡仁、竹叶、白通草各 10 克，川贝母、石菖蒲、佩兰、藿香各 3 克，天竺黄 6 克，滑石 15 克，清水煎服，送服至宝丹一丸，早晚各一次。

外感惊风的所谓"感受疫邪"，病情每较凶险，故起病急骤。疫邪在气分，患儿就出现高热烦渴；疫邪直迫心营，患儿就出现神昏、惊厥、谵语、两目上视、烦躁不安。这属于气营两燔，肝风内动的征象，治疗要清气凉营、熄风止痉，宜用加减清营白虎汤：生石膏 15 克，生地、丹皮、玄

参、连翘、金银花各 10 克，知母、黄芩、钩藤、天竺黄、
莲子心、竹叶各 6 克，犀角粉（用水牛角代）、羚羊角粉各
1 克（先以开水冲服），甘草 3 克，生龙齿 20 克，清水煎
服。高热烦躁甚者，可早午晚各服紫雪丹 1.5 克；昏迷嗜睡
者，早晚各服安宫牛黄丸半丸。

上面概括地介绍了外感惊风三种常见症的治法，这里再
介绍一下急惊风的"痰食惊风"和"惊恐惊风"：

痰食惊风：按中医儿科学的见解是小儿肝常有余，脾常
不足。脾虚易生痰湿、食积。如果饮食不节，或误食污染的
食物，均可导致痰、食郁滞，使气机失于调达，容易发生惊
风。这种痰食惊风，症状是先见胃纳呆滞、呕吐、腹痛便
秘、痰多；继而发热神呆，迅即出现昏迷痉厥、喉间痰鸣、
腹部胀满、大便稀臭，治疗宜消食导滞、涤痰镇惊。梁师自
拟的消积镇惊汤，效果颇良。方为：黄芩、栀子、大黄、连
翘、钩藤各 5 克，薄荷、厚朴、陈皮各 3 克，莱菔子、焦山
楂、麦芽各 10 克，龙齿 15 克，天竺黄、川贝母各 4 克，甘
草 2 克，清水煎服。另加人工牛黄 1 克，先用开水冲服。痰
涎较盛的，宜早晚各服一次。如神昏、惊厥、痰鸣较重的，
可再送服玉枢丹 3 克，早午晚各一次以辟秽消导，效果
亦优。

惊恐惊风：婴幼儿神气怯弱，禀赋不足，元气未充，或
素蕴风痰，偶受外界强烈刺激，如乍见异物，乍闻异声或不
慎跌倒等，突然受惊，气血阴阳发生紊乱，即中医学所谓的
"恐则气下"、"惊则气乱"。这就是惊恐惊风的成因。它的
症状是不发热或发热不高，不能安眠，醒则时时啼哭，面色
时青时赤，或大便色绿，颇易惊惕。治疗宜安神镇惊。梁师
常以《济生方》的远志丸加味治疗。方为：远志、石菖蒲、

甘草各 3 克，茯苓、党参、钩藤各 10 克，龙齿 15 克，清水煎服。并可兼服抱龙丸。

慢惊风，也是中医儿科学中的一个特有病名。

慢惊风和急惊风不同，急惊风为风热、实证、阳证；而慢惊风则属寒证、虚证、阴证。慢惊风亦有由于急惊风失治、误治转变而成的；或温热病之后，耗伤真阴，肝肾阴亏，致筋脉失去濡养，成为阴虚风动者。或因大吐大泻、伤损脾胃阳气、虚风骤动；脾阳不振，继而损及肾阳，从而形成体内阳气的衰竭，导致脾肾阳虚。总的说来，慢惊风一证，实系小儿病久、虚极之候。

慢惊风多起病缓慢，形神疲惫，嗜睡或昏迷，手足时时抽搐；有时患儿仅表现摇头，或面部肌肉抽动，或某一肢体搐搦。体温不高，甚则四肢发冷。常见的患儿有虚寒、虚热之分，亦有正气大虚而实邪仍留恋未清者。

常见的慢惊风证有：

①脾虚慢惊：患儿因长期呕吐、腹泻，伤及脾阳；或急惊风证经治未愈，伤及脾阳，脾失健运。症状有神志不清，嗜睡露睛，面色萎黄，四肢不温，时或抽搐，大便稀溏而小便清长，这就是中医所说的脾虚、肝旺生风的慢惊证。治疗应以温中健脾为主，梁师常用《医宗金鉴》的缓肝理脾汤：炙甘草、人参各 3 克，白术、茯苓、山药、白芍、炒扁豆各 6 克，桂枝、陈皮、生姜各 2 克，大枣 2 枚，清水煎服。如有抽搐，时发时止，可加钩藤、天麻各 5 克，全蝎 3 克，同煎服。

②阳衰慢惊：患儿因大病久病之后，阳气衰微。症见精神极度萎靡，面色㿠白，额出冷汗，昏睡，四肢厥冷，手足蠕动震颤，大便水多澄冷。这就是中医所说的脾肾阳衰，肝

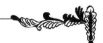

虚风动的慢惊证。治疗应以温补脾肾、回阳救逆为主。梁师常用《证治准绳》的固真汤：人参、炮附子各 3 克，白术、茯苓、黄芪、山药各 6 克，炙甘草 5 克，肉桂 1 克（焗），清水煎服。

阳衰慢惊，必须回阳固脱。梁师又常用逐寒荡惊汤加味：人参 3 克，煅龙骨、煅牡蛎、伏龙肝各 15 克，胡椒、炮姜、丁香各 1.5 克，肉桂 1 克（焗），清水煎服。上二方治阳衰慢惊，有"异曲同工"之妙。

③阴虚慢惊：多系患儿在温热病之后，真阴耗伤，或急惊风经治未愈。症状为潮热多汗，手足心热，面颊㿠白或潮红，形体消瘦，抽搐时轻时重，肢体微呈拘挛或强直，大便或稀或干，小便时黄时清。这就是中医所说的肝肾阴亏，筋脉失养，气阴两耗的慢惊证。治疗宜益气、育阴、潜阳、柔肝熄风，处方可用《温病条辨》的大定风珠加减治疗：生龟板、生牡蛎、生鳖甲各 15 克（均先煎），生白芍、生地、阿胶、麦冬、火麻仁各 6 克，炙甘草、五味子各 3 克，鸡子黄 1 枚（冲），清水煎服。

又急惊风后之肝肾阴亏，耳聋，失明，亦可以大定风珠加山茱萸、枸杞子、菊花、女贞子各 5 克，当归 3 克，同煎服。

慢惊风并非不治之证。如果用西医辨病，中医辨证等医疗手段积极对待，或中西医结合治疗，患儿常能康复。

由于小儿服中药较为困难，如果把中药改为散剂、片剂、丸剂，就有利于婴幼儿服用。梁师的家传秘方犀羚珠珀散对于急惊风高热抽搐，慢惊风烦躁不安，筋惕肉瞤，痰浊蒙蔽，失语神呆等症都有很好的疗效。现在将该方公开，以资研究：犀角（用水牛角代）、正羚羊粉、琥珀、珍珠各

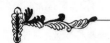

3克，牛黄2.5克，川贝母、天竺黄、胆南星、龙胆草、黄连、全蝎、僵蚕、石菖蒲、蝉蜕各12克，熟枣仁、钩藤、地龙（焙）各10克，共研极细末，再入朱砂3克，麝香1.5克，拌匀，瓶贮备用。

1~6个月的婴儿，每次服1克；6个月至1岁，每次服1.5克；2~3岁，每次服2克；4~6岁每次服2.5克；6~10岁，每次服3克。均每日3次，开水送服。

湿证明辨

任何疾病，当其发展到某一阶段，或病的转化过程到某一时期，就会出现湿邪的存在现象。例如感冒会出现夹湿；风湿性关节炎，会出现风湿本证或湿痹；肾炎水肿会出现脾虚湿困；而老慢支咳嗽会出现湿痰……尤以广东地处南方，气候湿热，本证较为常见。明白治湿的道理，则其他各科的辨证施治亦会得到启发。

湿证由外伤、岚瘴、淋雨、涉水、卧湿地、穿着湿衣服等原因引起。得病之后有头重、目眩、身骨疼痛、手足酸软麻木、膝腿肿痛、体重、足踝关节漫肿、筋脉拘挛、目黄、便赤等证候群，都为外伤于湿所导致。湿有内中的，或嗜食醇酒厚味，或嗜食生冷，脾虚不能运化，湿邪停于三焦，注于肌肉，渗于皮肤；得病之后，四肢浮肿，大便溏泄，胸膈痞满。治疗的大法：

湿在上在外的，应用祛风胜湿法，用羌活胜湿汤：羌活、独活、川芎、藁本、甘草、防风、蔓荆子。如无头痛，

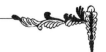

去蔓荆子加苍术，热服微取汗。

湿在下在内的，当用渗湿法，以五苓散利其小便。《原病式》云："治湿热法宜理脾、清热、利小便为上。治湿不利小便，非其治也。"所以五苓散实系治内湿的主要方剂。

内湿伤及脏腑：常见的为湿伤膀胱。症见烦渴引饮，小便不利而肿胀，方宜用五苓散；湿着于脾，症见四肢浮肿，不能屈伸，大便多溏，宜除湿汤：苍术、陈皮、厚朴、云苓、白术、法半夏、甘草、生姜。

湿着于肾：症见腰疼身重，小便不利，即前人所谓的"腰痛如系五千钱"，宜肾着汤：干姜、白术、炙甘草、云苓。

梁师还认为，在南方湿热证多，湿寒证少，当从脉证明辨之。例如：脉滑数，小便赤涩，引饮自汗，为湿热证。若脉迟缓，小便自利，身疼无汗，为寒湿证。湿热，身黄如橘，小便不利，腹微满胀痛的，茵陈蒿汤；身黄，小便不利而渴的，五苓散加茵陈。烦热，小便不利而渴，亦为湿热，宜桂苓甘露饮：猪苓、云苓、泽泻、白术、桂枝、滑石、寒水石、石膏。寒热相搏的，清热渗湿汤：苍术、黄柏、泽泻、黄连、云苓、竹叶、甘草。肩背沉重疼痛，上焦热，胸膈不利及遍身疼痛的，乃系外伤湿热，用当归拈痛汤：当归、茵陈、升麻、葛根、羌活、防风、苦参、知母、猪苓、云苓、甘草、泽泻、黄芩、白术、苍术。本方并可治湿重的脚气症，及因外湿所致的疮疡、湿疹、脓水不绝。

有人问中湿证与风湿如何分别？梁师谓：中湿，系由于地处山泽卑湿，或阴雨熏蒸之气冒袭人体，这是脾与胃受湿为多。它的症状为一身尽痛，脉来沉缓，治疗应用"燥可胜湿"的方剂，并要兼利小便。风湿，系由于汗出当风，湿气

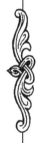

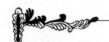

郁闭腠理，这是膀胱与肾受湿为多。它的症状是恶风发热，不欲减去衣服，肢体疼痛，大便难，小便利，至日晡发热增剧，脉来浮涩，治疗应以"风（药）可去湿"的方剂，并要兼取微汗。喻嘉言对这一分析有独特的见解。他说："风湿虽同伤太阳，但风从阳，上先受；湿从阴，下先受。风无形而居外，湿有形而居内。上下内外之间，邪相搏击，故头汗出，恶风，短气，发热，头痛，骨节痛，身重，微肿等症。此固宜从汗解。但汗法与寻常不同：用麻黄汤，必加白术，甚者加附子以温其经。"

至于感冒夹湿用藿香正气散；渴欲饮水，小便不利的用猪苓汤；伤湿、食滞、停饮、腹痛泄泻，用胃苓汤；风水相搏，麻木身痛，汗出恶风，用防己黄芪汤：防己、黄芪、白术、甘草、生姜、大枣。

慢性肾炎水肿，脾虚湿因，肿处如烂瓜，按之凹陷不起，用参苓白术散加黄芪、泽泻。肺原性心脏病，一身尽肿的，阴阳两虚，真元下虚，湿热上盛的，不时喘满眩晕，肢体麻木，宜地黄饮子：山茱萸、肉苁蓉、肉桂、附子、巴戟天、石菖蒲、麦冬、五味子、远志、云苓、石斛、薄荷，加竹沥、姜汁（冲），送下黑锡丹。

以上这些治湿证的经验，都是梁师曾经实践而有良效的治湿法。

湿证各家的辨证施治，在这里择其实用的加以引述：

喻嘉言治湿，必用附子以回阳为主。他说："人由阳气虚，故阴湿得以踞之也。"湿在表的，用桂枝汤加附子以发汗，湿在里的，用附子合细辛、大黄以下之，湿郁于中用附子合白术以温中燥脾。他用附子以温阳行湿，对风湿或寒湿有一定疗效。

张石顽认为，内不渴，外不热而小便自利的，为津液不足，宜白术附子汤。一服之后，觉身痹半日许，再服或三服，病人感到如郁冒状，也不要惊怪。这是白术、附子"并走波中逐水气也"。梁师研究了很多名家的治湿学说，大都用附子、白术，这点经验，是值得效仿的。

张仲景说："湿家大忌发汗，汗则痉。"张氏这一见解是以"湿者本多汗，易致亡阳也"来立论的。

罗谦甫治湿的经验是："春夏之交，湿证，病拟'伤寒'，但多服五苓散，湿去自愈。切忌汗下，小误必不救。"这也是本张仲景氏的见解提出的。梁师认为，湿证用发汗亦不拘泥，只是要看病症如何。例如有外感必须微汗，因为利尿与发汗系治湿的大法。但真阳素虚的病人，要慎用汗、下之剂。

陈修园治湿，用二陈加苍术、白术、羌活。外湿加紫苏、猪苓、泽泻、木瓜、防风；内湿加木通、木香、泽泻、砂仁；兼食积的加山楂、麦芽、枳实；寒湿加干姜；湿热加黄连、黄芩、槟榔、连翘。这些方法，是极为平稳的。

《丹溪心法》谓："苍术治湿，上下部皆可用。"又谓："二陈加黄芩、羌活、苍术，散风行湿；脾胃受湿，沉困倦怠者宜之。""若痰湿，须用白术，上部湿须用苍术，下部湿须用升麻，外湿宜散表，内湿宜渗淡。燥湿宜羌活胜湿汤、平胃散治之；风湿相搏者，宜用黄芪防己汤。凡下焦有湿热，龙胆草、防己为君，甘草、黄柏为佐。如下焦肿及痛是湿热，宜防己、龙胆草、黄柏、苍术。《丹溪心法》这些宝贵经验，如果运用得宜，以之治湿，真是"目无全牛"了！

《内经》云："风、寒、湿三气杂至，合而为痹。"风气胜的为行痹，寒气胜的为痛痹，湿气胜的为着痹。喻嘉言认

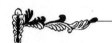

为："湿流关节之痛，脉见浮细者，非有外风与之相搏，只名湿痹。湿痹者，湿邪闭其身中之阳气也。但利小便，使阳气通，痹自解矣。若犹不解，则必阳气为湿所持而不是外泄，又当微汗以通其阳。"梁师的见解是湿痹如要微汗通阳，则四妙散合五苓散最妙。因为黄柏之苦坚，苍术之辛燥，合五苓散之微汗通利，以治湿痹，相得益彰。

湿证日久，形体壮实的病人必多化热。据梁师的经验，湿证化热则为湿热，初起必恶寒，这是阳为湿遏的现象。湿如化热，是湿郁成热，阳明热甚汗出，是热在湿中蒸腾为汗的现象。湿蔽阳明则胸痞，湿邪内甚则舌白，湿热交蒸则舌黄，热重于湿则口渴，湿重于热则水饮内伏，虽渴亦不引饮。如能一一细辨，再参各家之说，湿证自无所遁形，辨证不难，治之自易了。

大凡湿证的脉象，多为濡缓。然以梁师的经验，湿证脉无定体。阳明湿热盛见阳脉，太阳湿寒盛见阴脉。湿证亦有脉兼涩象的，兼浮大的，兼沉细的。这些现象会使人有"尽信书则不如无书"之感！

张石顽谓："若湿中之阴则脉有沉缓、沉细、微缓之分……盖沉缓、沉细为太、少二阴寒湿之本脉，人所易明，独厥阴脉见微缓，世所共昧。夫厥阴虽有湿着，风气内胜，鼓激其邪，流搏于经络之中，所以脉不能沉，而见阳浮阴缓之象。是知微缓亦厥阴受邪之本脉，观仲景厥阴例中，可以类推。"的确，湿邪为病，转化最速，汗出未拭去而为风闭，由为风湿；禀赋素热而湿邪袭之，则为湿热；元气素虚而湿伤之则为寒湿。又脾为阳土，胃为阴土，湿为土气。湿与火合则归阳明，湿与寒合则归太阴。这些例子临证愈久愈会明白的。所以梁师认为，湿证之脉，脉无定体，应看症状的从

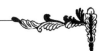

属，而以脉象作参考，方不致"胶柱鼓瑟"。

论火证及其辨治

治火证用药，当先分虚实。虚火可补，实火可泻，郁火可发。这是治火证的原则。

虚火可补：如起病缓慢，病程较长，而病人体质虚衰，潮热盗汗，宜滋阴降火，用知柏地黄汤或保元汤（人参、黄芪、炙甘草）。

实火可泻：如发热狂躁不安，便秘溺赤，腹痛拒按，治宜清热泻火，宜大承气汤或三黄解毒汤（栀子、黄连、黄芩、黄柏）。如系疮疡，红肿热痛，丹毒流水，须清火解毒，宜四圣饮（金银花、蒲公英、紫花地丁、青天葵、甘草）。

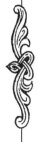

郁火可发：如月经期胁痛，口苦胸满，烦躁头痛，宜凉肝解郁，用丹栀逍遥散（丹皮、栀子、茯苓、当归、柴胡、赤芍、白术、甘草、薄荷，生姜引）。

治各经之实火和虚火：

治实火还应分脏腑，所谓五志之火，五法治之。梁师多年来的体会，有如下的用药经验：

治三焦实火，烦躁发狂，或吐衄发斑，宜用三黄解毒汤；治肺胃实火，宜白虎汤；治心火上盛，口舌生疮，唇裂，或中焦燥实，烦渴便秘，发斑发疹，宜凉膈散（黄芩、甘草、连翘、栀子、薄荷、芒硝、大黄、竹叶）；治肝胆经实火湿热，男子尿血溲黄，女子阴肿阴痛，宜龙胆泻肝汤（龙胆草、栀子、黄芩、柴胡、生地、车前子、泽泻、木通、当归、甘草）；治火热郁伏，阳气抑遏于脾湿之中，即湿火证，宜升阳散火汤（柴胡、葛根、升麻、防风、羌活、独活、甘草、党参、白芍，姜枣引）；治脾胃火盛，口燥唇干，口疮口臭，烦渴易饥，热仗肌膜的，宜泻黄散（防风、甘草、栀子、藿香、生石膏）；治胃有积热，上下牙痛，其牙喜冷饮，恶热食，或牙龈溃烂，牙宣出血，宜清胃散（生地、丹皮、当归尾、黄连、升麻、生石膏）；治脾肺火热，虚烦，咽痛，扁桃体炎，或胃火上炎，宜利膈汤（玄参、甘草、荆芥、防风、牛蒡子、桔梗、薄荷、马勃、板蓝根）；一切火证引起心包热炽邪伏，内外烦热，狂乱谵语，均宜兼服紫雪丹或牛黄丸。

以上是治火邪用之有效的方剂，故一一在这里介绍。

梁师还认为凡治火盛实邪，来势迅猛的，不可骤用寒凉，必须兼用辛凉之品。如泻火升阳汤这一处方的配伍，就是一个实例，其处方为：羌活、黄连、黄芩、苍术、生石膏、青黛、硝石、玄参、滑石、冰片、升麻、朱砂、甘草。水牛角锉粉以代紫雪丹，也很有效。

至于虚火的治疗，常用的有六味地黄丸、知柏八味丸、固本丸（人参、生地、熟地、天冬、麦冬、甘草），以及治心肾虚损低热的大造丸（人参、熟地、麦冬、天冬、炒龟板、紫河车、牛膝、杜仲、黄柏）、治病后虚热心烦不寐的竹叶石膏汤（西洋参、甘草、麦冬、法半夏、粳米、生姜）。

这里还有一个必须理解的问题：治实火宜泻，治虚火宜补。实火宜泻容易明白，虚火宜补，究竟补什么？所谓补就是滋养的意思。制虚火必须滋肾阴，滋肾阴又包括养肝血。如果运用得当，虚火自易解除。赵养葵氏对于虚火有一段精辟的见解，这里不妨介绍一下。赵氏说："少年唯恐无火，

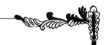

无火则运化艰而易衰，有火则精神健而难老。是火者老人性命之根，未可以轻折之也。至命门之火，乃水中之火，两相依而不能相离。火之有余，由真水之不足，不敢去火，只补水以配火。壮水之主，以制阳光。"赵氏认为火之有余，由真水（肾阴）之不足，只要壮水之主（滋肾阴最为主要）来控制有余的虚火（以制阳光），水足了火自然退了。这一分析是很正确的。近年来治疗虚火低热患者，梁师都以补肾阴为主，养肝血为辅，运用滋肾养肝的药物，虚热多能退去，这一方法即本赵氏的说法。

火证的脉象，如为虚火，按之必空。前人认为：火无实形。然而火证脉亦有洪大的。洪盛满指的是实火，如果洪盛而按之益实，指下感到累累如贯珠，这又是有形之湿热证而非火实的脉象了。

若脉象弦细而数，按之坚牢，为少火气衰，是肝火与肾火并见的现象。如果阴虚火旺而见弦细且数的脉象，为火被转寒，冰雪阴凌之象，病必增剧。

虚火而见虚大数疾的脉象，是食气之火，即邪火耗竭真阴，虚阳飞越。又须留意患者会出现虚脱亡阳。久病火邪，是最忌见这种脉象的。

过敏性紫癜肾炎的治疗

过敏性紫癜肾炎是临床常见的继发性肾小球疾病，属于免疫复合物性肾炎的范畴。目前尚无理想的特效治疗药物。根据其以皮肤紫癜、关节肿痛、血尿、蛋白尿等为主要症状

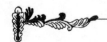

特点，可以归属为中医的肌衄、血尿、水肿、虚损等范畴。根据此病的病因病机、变化规律及患者的生理特点，归纳总结出辨证治疗五法，应用于临床，取得了较好疗效，现分述如下。

1. 治疗方法

①治热祛风凉血法：病起感受外邪，表卫不和，肺气失宣，风热伤络。症见发热恶风，咽痛口渴，皮肤紫殿，斑色鲜红，甚则肉眼血尿或镜下血尿，时伴腹痛便血，或关节疼痛，心烦舌红，苔薄黄，脉浮数。治宜清热祛风、凉血止血。处方：麻黄、石膏、金银花、连翘、桔梗、蝉蜕、生地、丹皮、甘草。如血尿甚加白茅根、大小蓟；关节疼痛加秦艽、桑枝；腹痛加白芍、延胡索；便血加侧柏叶、地榆等。

②解毒凉血散瘀法：病由热毒炽盛，迫血妄行，外溢肌肤所致。症见肢体紫癜连片，甚至有鼻衄齿衄者，血尿鲜红，口渴烦躁，大便秘结，小溲涩痛，舌质红绛，苔黄，脉滑数。治宜解毒凉血，散瘀止血。用自拟普济犀牛饮：黄芩、黄连、玄参、板蓝根、升麻、天花粉、青天葵、水牛角、丹皮、生地。若血尿甚加藕节、茜草根、蒲黄；便秘便血加大黄、槐花；蛋白尿加益母草、蝉蜕等。

③滋肾养肝凉血法：病由肾虚血热，阴液耗伤，虚火灼络所致。症见下肢紫癜，或皮肤紫癜轻如蚊迹，但虚烦不寐，手足心热，腰酸膝软，口干少津，或有较严重蛋白尿，镜下血尿，高血压等。舌红苔少，脉细数。治宜滋肾凉血，养肝散瘀。方用自拟滋肾凉血汤：生地、丹皮、山茱萸、泽泻、知母、黄柏、女贞子、旱莲草、丹参。若心烦失眠加麦冬、五味子；蛋白尿加金樱子、芡实；血尿加阿胶；高血压

加石决明、牡蛎等。

④补肾健脾摄血法：久病迁延，脾肾两虚，气不摄血，致血溢成斑，或紫癜虽消，但面色㿠白或萎黄，神疲倦怠，气短懒言，纳差腹胀，腰酸尿少或血尿，甚或全身浮肿，尿中有大量蛋白及管型，胆固醇增高或血浆蛋白降低，并伴有不同程度肾功能损害，舌淡胖边有齿痕，舌苔薄白，脉沉细。治宜健脾补肾，益气摄血。方用健脾温肾汤：黄芪、白术、党参、茯苓、菟丝子、乌药、仙灵脾、当归。若尿少浮肿甚加泽泻、猪苓；血尿甚加三七、仙鹤草、阿胶；畏寒腰痛加续断、怀牛膝、熟附子；胃纳差加谷芽、鸡内金；贫血甚加紫河车。

⑤温经通络活血法：素体阳虚或久治不愈，寒邪凝滞，血络瘀阻，致畏寒肢冷，面色晦暗，口淡不渴，皮肤紫癜斑色隐晦不鲜，或见血尿淡红。舌质淡暗，脉沉弦细。治宜温经通络，散寒活血。以真武温经汤治之。药用熟附子、干姜、桂枝、当归、赤芍、细辛、茯苓、王不留行。若气虚加黄芪、党参；尿少加怀牛膝、车前子；血尿明显加蒲黄、三七粉。

2. 辨治体会

①过敏性紫癜肾炎是临床上难治的继发性肾脏损害疾病，以儿童及青年为常见，属于免疫复合物性肾炎的范畴。与毛细血管变态反应有关。根据其临床表现特点，可按中医肌衄、尿血、水肿、虚损等范畴进行辨证施治。梁师认为，病因与风、热、瘀有关。病机为感受风热湿毒之邪，毒邪蓄郁，迫血妄行，损伤脉络，而成溺血。故早期多为实证、热证。若迁延日久，耗气伤阴，损及脾肾，气血两亏，或正伤邪留，内舍其肾，肾虚血热，精微不固，所以后期多表现为

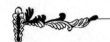

虚证、瘀证。

②紫癜性肾炎所表现的皮肤紫癜、腹痛、关节疼痛等症状，常与本病存在瘀阻经络，血不归经，不通则痛有关。中医治疗宜灵活运用活血祛瘀之品，如丹参、三七、泽兰等，寓行血于止血之中，不宜单用收敛涩血之品。这样既可达到止血，又可帮助止痛。

③由于本病血尿、蛋白尿为临床上最棘手的治疗问题，常伴随病变始终，主要与免疫复合物沉积，基底膜增生，及毛细血管通透性增强有关。故治疗时除以凉血活血法贯彻治疗始终外，还应考虑在各阶段要有所侧重，加上各类有针对性的中药。如抗过敏用地龙、地肤子、蝉蜕、防风等；增强毛细血管致密性可加连翘、黄芩、仙鹤草、茜草根等，以提高疗效，缩短病程。

④本病除少数病例预后不良外，大多可能发展成迁延期。其病多以脾肾两亏，肾阴亏虚为主，此时不宜再用耗气伤阴之品，以免动血，当以滋肾益气养阴为主，或补肾涩精以固封藏，从而达到改善肾功能，提高免疫功能，降低胆固醇，减少应用激素的副作用和自由基损害的目的，使疾病趋向痊愈。

气病治疗丛谈

治疗气病先要分它的虚实，气虚的宜补气、益气，气实的宜理气、行气、降气。

气虚宜补气、益气，主要是补脾肾之气或补益心肺之

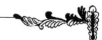

气。因为脾肾为气血生化之源，脾肾虚则元气不足，元气不足则其他脏腑亦致失养。正如李东垣氏在《脾胃论》中所提出的："脾胃之气既伤，元气亦不能充，而诸病之所以由生也。"脾为肺之母，脾气不足，又会导致肺气升降出入失常，致心气不能运行营血，加重病情的发展，则水液的代谢紊乱。因此，气虚的治疗，总的原则是根据气虚不同的病机，以补脾肾、益肺心之气为主。补脾气常用方有四君子汤、补中益气汤；补肾气常用方有肾气丸、大补元煎（人参、黄芪、白术、茯苓、紫河车、炙甘草、菟丝子、补骨脂）；补肺气常用方有补肺阿胶汤（阿胶、炙兜铃、鼠粘子、甘草、杏仁、糯米）；益心气常用方有荆公妙香散（山药、人参、黄芪、甘草、桔梗、茯苓、远志、朱砂、木香、麝香）。沈金鳌氏在他的《杂病源流犀烛》中提出治气的总则："气虚当补，人参、黄芪、炙甘草、白术；气升当降，苏子、橘红、乌药、沉香；气逆当调，木香、白豆蔻、砂仁、香附、陈皮；气实当破，枳壳、枳实、青皮、厚朴。循是四法，再能各因病症而治之，治无不效。"这些都是治诸气病的大法，是从实践中得出的良好经验。

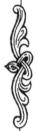

气病的实证，主要由于气滞、气逆、气痛……以及外邪侵犯所引起的脏腑气化失调，是内科杂病中常见的证候。它和肝、脾、肺的关系亦非常密切。治病时要用疏肝、理脾、宣肺、散结等方法。为了更便于临床上分析和治疗，试列举它的症状和治法如下：

气滞证：本证常因宿食冷滞不消引起。症见胸膈痞满，心腹刺痛，兼见呕吐恶心，或疝气疼痛，下元虚冷，痛处走窜无定，脉沉缓，用匀气散：白豆蔻、丁香、檀香、木香、藿香、甘草、砂仁。共为极细末，每次服 3 克，开水送服。

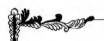

疝痛而属于气滞的以本方加沉香；脾虚失运、便溏，以本方加白术、党参、青皮、山药。本方亦可作煎剂。

中医诸气病中的所谓气滞，包括了心腹气冷，脾失运化的消化不良；也包括了膈滞痰实，咳嗽喘满的慢性支气管炎；还包括了头面虚浮，手足微肿的脚气病。这三种临床见证，如适当地用匀气散处方加减，是很有效的。

又凡属气滞的病，必须理脾，使脾能健运，则气滞的见症自能缓解。梁师常用的大三脘汤也颇有效：大腹皮、苏叶、白术、沉香、木香、甘草、木瓜、陈皮、槟榔、川芎、独活。本方主治因气滞而致的五脏不调，心腹满，胁肋胀满，肢节烦疼，头面手足浮肿，肠胃燥涩，便秘等症。虽年高气弱，服后亦无副作用。如下肢浮肿较甚，小便不利，可去川芎，加泽泻、木通。

关于气滞，张石顽氏的经验是：肥人气滞必有痰，可以用二陈汤加苍术、木香、香附等药燥以开之；瘦人气滞必有火且兼燥气，就要用苏子、栀子、丹皮、当归、赤芍等药降而润之；老人气滞，胸膈痞满，或作痛，或不能食，脉象虽然实滑大，应作虚证调理，慎用耗气药，宜用理中汤或六君子汤加香附、砂仁等药调之。气不归元的，宜用补骨脂为主加白术、沉香以佐之。张氏的见解，梁师在治疗内科杂病各症兼见气滞证候时亦常采用，故附述于此，以供参考。

气逆证：常为火邪干扰心肺或肠胃所致。症见心烦胸满，头晕目眩，咳喘静伏；或上盛下虚，痰鸣喘急；或气道壅滞，不得升降，胸膈痰饮窒碍，胁满胀痛；或腹中结块，上迫心胸，刺痛难忍。在中医学中均可称之为气逆。《内经》谓："诸逆冲上，皆属于火。"沈金鳌氏的见解是："治逆唯有散火，而散火必先降气，气降则火自清而逆自平。"常用

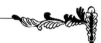

处方有退热清气汤：柴胡、陈皮、茯苓、法半夏、枳壳、香附、川芎、砂仁、木香、甘草；气逆属火，须治以苦降。梁师使用上方时多加入黄连，效果更好。如果火盛的，必当先以清火为主，参入理气之药，宜滋阴降火汤加味：黄柏、知母、甘草、白芍、沉香、天冬、麦冬、白术、生地、香附、熟地、陈皮、当归，姜枣引。

气逆证，中医各家均认为属气实范围。朱丹溪氏说："气之上逆属阳，无寒之理，觉恶寒者，乃火极似水也。"可见气逆必须考虑为实邪的火证。即使上盛下虚，处方用药，仍宜寒热并用。梁师对气逆的见解是：凡气在胸膈，必致痞满疼痛，烦心咳喘，脉盛气粗。这是火为病本，气属病标。梁师自拟的清火抑气汤，是主治气逆的常用有效方药：黄连、桔梗、瓜蒌皮仁、木香、法半夏、橘红、茯苓、甘草。如果气逆证是由于忧愁思虑，怒气不舒，临食忧戚；或事不随意，使气逆留滞不散，停于胸膈之间不能流畅，致心胸痞闷，肋胁虚胀，又宜用分气饮治疗：赤芍、法半夏、茯苓、桑白皮、苏叶、羌活、橘红、甘草、石菖蒲、灯心草。此外，怒气伤肝，肝郁化火，致成气逆，胸胁胀满，烦躁面赤，梁师自拟的栀豉解肝煎也很有效：栀子、淡豆豉、柴胡、青黛、黄连、甘草、青皮、香附。药虽八味，然平肝降逆、除烦理气，是面面俱到的，因而效果亦较为理想。

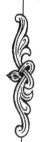

气痛证：本病多为七情抑郁之后，气结不散，发为心腹胸胁撮痛；甚则如锥如刺，疼痛而不可忍。顽痰死血发为气窜心胸，疼痛不可忍的，亦属本病范围。现代医学的慢性胃炎、胃痛、消化性溃疡等，前人亦多称为本症，甚至如疝气，亦称本症。

《原病式》谓："七情者，喜怒忧思悲惊恐是也，虽七

证自殊，无逾于气，积之既久，脾胃衰弱，血气虚耗；至于上焦不纳，中焦不化，下焦不渗，辗转传变，渐成呕吐噎膈痰饮诸般积聚心腹疼痛之证。"意即指气痛症的成因。这种气痛证，以《太平惠民和剂局方》的乌沉汤治疗，效果最捷：枳实、乌药、槟榔、沉香。虚人可用人参或党参来代替枳实。气郁不舒，心腹疼痛的，可用匀气散或木香破气散：法半夏、陈皮、茯苓、炙甘草、木香。忧而痰郁，导痰汤加香附、乌药、法半夏、陈皮、茯苓、炙甘草、制南星、橘红。因死血而痛的用三棱散加味：三棱、川芎、大黄、桃仁、红花、当归。食积寒痰，流入胁下，背脊刺痛，类似于现代医学的肋膜炎疼痛，如诸药不效，可用木香槟榔丸：大黄、黑丑、黄芩、木香、槟榔、黄连、当归、枳壳、青皮、香附、莪术、黄柏。久患气结疼痛，用过很多药物还不能愈病的，可先服沉香化气丸：沉香、白术、黄芩、大黄（为末，竹沥、姜汁泛为小丸，朱砂为衣，每服3克，可连服三五次，以开解气结）。后用六君子汤送服沉香降气散以调之：沉香、香附、砂仁、甘草。如果盛怒而痛为气痛，面色青黄，两胁胀满，可服上方沉香降气散，或木香破气散，或四七汤：法半夏、茯苓、厚朴、苏叶、生姜，加枳壳、木香。由于疝气或积聚癥瘕所致的气痛，梁师经常使用的处方有流气饮子：槟榔、茯苓、当归、白芍、川芎、陈皮、黄芪、法半夏、枳实、苏叶、乌药、炙甘草、青皮、木香，姜枣引。此方药味虽多，但颇为全面。此外，梁师自拟的丁沉化气汤治疗疝气疼痛也很有效：莪术、木香、沉香、丁香、白芷、肉桂、苏叶、石菖蒲、党参、甘草、青皮、木通，姜枣引。

妇女的腹中结块，或称癥瘕，亦每因七情抑郁所致。如痞闷胀痛，上迫心胸，或攻窜胸胁，月经不调，眩晕呕吐，

经来寒热，这也可归属于气痛的范畴。先用加味逍遥散、越鞠丸，俟寒热稍平，即改用丁沉化气汤或苏子降气汤：苏子、法半夏、前胡、甘草、当归、陈皮、沉香、厚朴（虚加黄芪，寒加肉桂以善后）。

气痛证由于七情所伤，这一问题在现代医学中也未予以否认。的确，七情郁结，变生诸症。气病是七情致病以后的实证，似乎无足置疑的。但新病多实，久病多虚。实证久患不瘥，也会成为虚证的。《诸证辨疑》说得最好，它说："喜乐恐惊，耗散正气；怒忧思悲，郁结邪气，结者行之，散者益之，此治七情之要法也。喜乐恐惊属心胆肾，过则为怔忡、健忘、失志不足之证，当以归脾汤、妙香散、七气汤、宽中散（枳、桔、苓、夏、芍、甘）等治之。怒忧思悲属肝脾肺，过则为狂、痫、噎膈、肿胀、疼痛有余之证。苟或饮食所伤，寒冷所感，呕逆抢心，绕脐刺痛，甚则结为有形积块，宜用蟋葱散（延胡索、苍术、甘草、茯苓、莪术、三棱、青皮、丁香、砂仁、槟榔、肉桂、干姜，葱汤下）、四七汤、分气饮消导之"。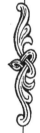这段文字提出的正气耗散为虚，宜养正，用归脾汤、妙香散等方；邪气郁结为实，宜散结，用蟋葱散、四七汤等方，正是我们治疗气痛证属于七情所伤的良好方法。

气中证：本证病者多因为心情怫郁激动，或气郁愤怒不得宣泄，气聚胸中逆而上扰，致忽然仆倒，人事不省，牙关紧闭，手足拘挛。它的症状与中风无异。中医学称之为气中。可先与苏合香丸灌服，然后用四七汤散结，效果是很好的。《医学要诀》谓："气中与中风相似，所以别者，风中身温，气中身冷，既苏之后，尚有余痰未尽平复。宜多作四七汤或星香散（南星、木香、生姜）。"梁师认为，中医学

所说的气中症，系患者一时间的失神，气郁而血脉不通。如果家人能正确对待，俟神气徐徐恢复则自然苏醒。这与中风当然有别。《奇效良方》说得比较恰当："中风中气，何以别之？当辨其脉。若浮盛而弦紧，或浮而洪，斯为风也；脉沉而伏者为中气。治中气气多风少，先以苏合香丸姜汁磨化擦牙通窍，人事渐苏。然后徐徐灌服。察其虚实，若虚则补，若实则泻，寒则温，热则清。切其脉理，审病详细，用药主治，无不效矣。"这些都是经验之谈。

此外，气病还有所谓奔豚、梅核、气聚、气结、短气等，都属于七情诱发，治法与上述的气滞、气逆、气痛等相同，故不再赘述。

气病的治法：气虚应该用补，如人参、黄芪、党参、白术；气实则宜降宜调宜破，降气即下气，气滞宜降，降气的药物如苏子、莱菔子、陈皮、麦冬、枇杷叶、桑白皮，重的加降香、木香、槟榔、郁金之类；调气即匀气、顺气、和气，气逆宜调、宜和，如少壮者每逢暴怒则气壅，必须破气，如枳实、青皮、枳壳、桃仁、牵牛子之类。大抵治法不出上述四端。梁师认为治气病的药物多为辛温、辛散、燥热之品，气平即不宜久服。然则治气之法应该如何善后呢？梁师的见解是理气亦应顾及营血，因为气为血帅，血为气配，故气病既平，即该考虑益阴养血，方能使气病根治。

朱丹溪在他的《丹溪心法附余》一书中谈到气病的治法。他说："凡遇气动痛作之时，即以辛温以散之，稍久即以辛平以和之，辛寒以折之。如此，则邪易退，正易复而病安。庶乎不为以火济火，病根愈深，真气愈耗……然于风动痛作之初，非辛温消散不可，必须详其所起之因，触动何脏之火，于辛温药中加苦寒之药尤佳！如喜动心火加黄连，怒

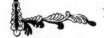

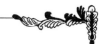

动肝火加柴胡，悲动肺火加黄芩，恐动肾火加黄柏，思动脾火加芍药之类是也。夫病源属火而辛温之药只能开郁行气，豁痰消积而已，加以苦寒之品方能解散去其病根。"所以在处方用药中凡用辛温行气的药物都应考虑加些辛平或加些辛寒之品，使气之有余，不致化火化燥，效果会更好。因此，梁师在治气病的辛温药物中常加点苦降的大黄或苦寒的黄连，或重用些辛平的乌药、川楝子、香附，每能收到满意的效果。

胁痛辨治精要

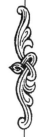

胁痛的成因，前人多认为属肝胆的疾患。所以治疗必须衡量生理位置与肝胆的虚实。因为情志失调，气血郁结，风寒外犯，肝失条达则气机受阻，脉络壅痹而成胁痛。这种胁痛从其病因来看，亦必须用以本标缓急的治疗手段来处理它。此外胁痛一证，临床上以实证为多见，要考虑到邪去则正安，例如病毒性肝炎，疼痛多在右上腹或右季肋部，位置多固定，必须按肝炎来治疗，而不应按中医的胁痛来处理。肝炎缓解之后，胁痛自然缓解，这一点也是应该掌握的。

张仲景说过："寸口脉弦者，即胁下拘急而痛，其人啬啬恶寒也。"这种胁痛的脉象当为外感导致的了。

《内经》谓："肝脉搏坚而长。"据梁师的理解脉搏坚而长的意义，当为弦象。所以胁痛从临床验证还是弦象为多见的。《医学正传》也说过："脉双弦者，肝气有余，两胁作痛。"可见胁痛，前人多认为脉弦。

胁痛如为瘀血，则脉多沉而涩，如为肝阴不足，脉多虚或细数；如属饮邪，则脉濡或滑，然亦有久病胁痛脉平而缓的，临证时不要拘泥。

胁痛的治疗，有因风寒外犯的，有因气郁的，有因痰饮的，还有食积和血瘀的。但其总的原因，是以气血为主。大抵急痛暴痛多属血瘀，胀痛多属气郁，隐隐作痛多属血虚，刺痛多属血瘀，呼吸疼痛多属痰饮。例如：

(1) 风寒胁痛：胁肋刺痛，多因妇女经水适期，因感风寒而致气血凝滞，邪留胁下，痛处走窜。脉浮缓，舌淡红，宜发散风寒，调和营卫，用芎葛汤：川芎、葛根、枳壳、柴胡、法半夏、党参、厚朴、赤芍、生姜、大枣。或用逍遥散加苏叶、香附、乌药、荆芥治之。

(2) 气郁胁痛：胁痛多为胀痛，亦每因七情所郁而致增剧，胸闷。本证亦常见于迁延型传染性肝炎，脉多弦，舌淡红，苔薄，宜疏肝理气，用沉香降气散：沉香、姜黄、陈皮、甘草、三棱、莪术、益智、厚朴、白术、党参、苏叶、香附、乌药、诃子，本为散剂，今改作煎剂，专治气滞胁痛、肋痛、胸膈痞塞；或用疏肝降逆的枳壳煎散（枳壳、细辛、桔梗、川芎、防风、葛根、甘草、生姜、大枣），本方专治悲哀伤肝，两胁痛；又可治七情抑郁，两腋两胁牵引疼痛。如为迁延型传染性肝炎的胁痛，则镇痛可用梁师自拟的解肝煎：五味子、女贞子、旱莲草、山药、丹参、合欢皮、降香、党参、沉香、甘草。如肝炎为肝阴不足，则又可用一贯煎：沙参、麦冬、当归、生地、枸杞子、金铃子。

(3) 痰饮胁痛：由痰饮流注肋胁所致。痛则咳嗽气急，呼吸则痛增，多见于悬饮或溢饮，用调中顺气丸治之：法半夏、大腹皮、木香、白豆蔻、青皮、陈皮、三棱、砂仁、沉

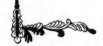

香、槟榔。共研末，米糊为小丸，每服5克，开水送服。

（4）食积胁痛：胁痛胸满，胃纳呆滞，吐酸嘈杂，大便溏。脉怠缓，舌淡红苔腻。治宜和胃健脾，消滞降逆，用梁师自拟的磨积利膈汤：青皮、莱菔子、枳壳、香附、姜黄、木香、黄连、桔梗、川楝子、山楂。

（5）瘀血胁痛：胁痛，痛如锥刺，固定不移。如系跌仆损伤则痛处按之痛，不按亦痛，痛无停息。呼吸则疼痛增剧。脉涩，舌紫暗。治宜养血益气，化瘀通络。用复元活血汤：柴胡、当归、瓜蒌仁、红花、甘草、穿山甲、大黄、桃仁，亦可用四物合小柴胡汤。梁师自拟的立止瘀痛汤亦极效验：大黄、枳实、田七、穿山甲、没药、乳香、柴胡、台乌、赤芍、青皮。

前人治胁痛，多分为风、寒、气、血、食、痰。并认为胁痛多是半实证，不要轻易补肝。这点经验是可贵的。

又，无论是胸痛还是胁痛，必须注意大便是否通畅。因为通则不痛，痛则不通。通便是治胸胁痛的良法。还有许多中医学者喜用川芎、青皮来治疗胁痛。

朱丹溪氏治胁痛的经验也非常可贵。他说："肝苦急，是其气有余，急食辛以散之，宜用川芎、苍术、青皮。"又说："肝火盛，两胁痛，不得伸舒，先用琥珀膏。"又说："龙荟丸亦治饮食太饱，劳力行房胁痛，乃泻肝火之要药也。"又谓："咳引胁痛，宜疏肝气，用青皮、枳壳、香附、白芥子之类。"

《医学入门》治胁痛的经验是："肝热郁则胁必痛，发寒热。胁痛似有积块，必是饮食太饱，劳力所致。须用当归龙荟丸治之。"还介绍了治胁痛的处方："肝气实胁痛者，手足烦躁，不得安卧，小柴胡汤加川芎、白芍、苍术、青皮、

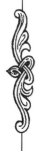

龙胆草。"可见川芎、青皮为治胁痛的要药。

《医宗金鉴》治胁痛,必用醋炒青皮,并认为青皮为肝胆二经的药物。七情抑郁,胁下季肋疼痛,用四物汤加醋炒青皮,效果亦极佳。

据梁师的经验:当归龙荟丸治实火,或郁极化火,口苦咽干,便秘,咳逆,胁痛。对急性黄疸型传染性肝炎的胁痛,急性胆囊炎或肋间神经炎及软组织损伤所致的胁痛,效果均良好。

呃逆治宜分虚实

呃逆,是指由于胃失和降,气逆上冲,"呃呃"作响,声短而急,骤然难以自制的一种症状。亦即《症因脉治》所谓:"呃逆者,胃气不和,上冲作声,听声命名,故曰呃也。"

呃逆通常是一种温和的暂时现象,但却又可能是许多疾病的一个症状。重要的是诊断要排除特殊的病因。例如肝脾的变化,温病的入营逆传心包,疔疮痈疽的败血走黄,奔豚气逆;久病元气亏虚以及现代医学的中枢神经系统病,心脏、呼吸系统疾病,胃肠道疾病,肾功能衰竭,横膈膜间代性痉挛等。

本证即《内经》《金匮》的哕证。前人对于哕证很重视,认为久病而哕,并非吉兆。《济生方》还这样说过:"大抵老人虚人久病及妇人产后,有此证者,皆是病深之候,非佳兆也。"的确,呃逆如发生在其他慢性疾病的过程中,

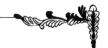

则每提示病势有转向严重的趋向。

呃逆的病因,《赤水玄珠》分辨得较为详细,它认为有因胃气寒而呃的(戴元礼氏认为杂病发呃的皆属寒),有因胃气热而呃的,如"伤寒"发呃发热,是由于阳明内实,失下,致清浊不得升降,气不宣通而发生;亦有因饮食不节,填塞胸中而气不得升降作呃的;亦有因痰火交并,而气不得伸越作呃的;亦有大吐或大利下之后,胃虚膈热而作呃的;亦有气血虚而作呃的。

《赤水玄珠》把致呃的原因分为寒热、痰火、伤食、气虚、血虚,还是切合实际的。因为呃逆的发作总的是胃气不和,不外虚实。由于横膈膜的间代性收缩,寒热、痰火、伤食,皆可诱发。轻的不治而愈,重的除胃气不和之外,还有神经官能症、癔病,"伤寒"误治,温病久热,老年人真元阳气虚衰,产后血虚等病的过程中亦会出现。而以寒热虚实来概括它是符合辨证和治则的。

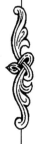

呃逆的脉象多随诱发的原病出现,脉浮而缓的易治,弦急而按之不鼓指的难治。

《医学正传》谓:"脉结或促或微皆可治,脉代者危。"因为久病而出现脉象结代,是心脏衰虚之象,故应属难治,然仍应脉症合参。

张景岳氏认为:"呃逆证,凡声强气盛而脉见滑实者,多宜清降;若声小息微而脉见微弱者,多要温补。"这一经验,可供用药时参考。

呃逆的治疗以益气为主。偶然的呃逆或轻度发作的呃逆,以手按百会穴、内关穴亦能止住。如较重的或其他疾病而致的呃逆,又当分寒热虚实来辨证论治。常见的呃逆可分为以下几型:

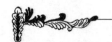

（1）寒证呃逆：呃逆若气从腹中上冲喉咽，连呃数十声不止，呃声沉而有力，多由于过食生冷或吐利之后，寒伤胃脘。或胃本虚寒，兼见胃脘胀满，口淡舌白，面青腹冷。脉迟或沉细，舌苔薄白或浸润白腻。宜温中祛寒，用丁香柿蒂汤：丁香、柿蒂、人参、生姜。生姜亦可改用干姜。如气呃逆，忐忑不安，畏寒微冷，脉细苔白，此为胃阳本虚而肝木上乘的见症。宜镇肝温胃，用梁师自拟的镇肝安胃汤：代赭石、荜茇、丁香、法半夏、云苓、橘皮、干姜、炙甘草等。本方为治寒呃良方。症状缓解之后，用吴茱萸汤或附子理中丸巩固疗效。

（2）热证呃逆：呃逆连声不止，口渴便秘，呃声洪亮，多由于胃有实热，或痰浊内扰，胃火上冲，兼见面赤唇红，小便短赤，脉数或洪，舌质红苔黄。宜清胃泄热平呃，用梁师自拟的连茹清胃饮：黄连、竹茹、川贝母、荷叶蒂、法半夏、煨干姜、甘草。便秘加大黄，小便短赤加碧玉散、灯心花。如便秘口臭、烦渴，则可加大黄、芒硝、生石膏以泄腑实；热证呃逆，亦有胃有虚热而非火的，则宜用甘露饮。

（3）虚证呃逆：呃声低弱而间断，久久始出现一两声。气不接续，纳呆胃减，多由于中气不足，或产后气血虚弱，或久病之后，脾肾之气不纳而成。脉沉微，舌质淡白。治宜温脾固肾，用理阴煎：熟地、当归、干姜、肉桂心、炙甘草。

纳摄肾气，还应重以镇逆，可加沉香、磁石、炙龟板、代赭石等。

虚证呃逆，证的变化较大，因为常见于久病之后，与五脏虚怯有关。如脾胃虚寒，气逆为呃，属中焦虚寒，可作寒证呃逆治疗。如下焦虚寒，呃逆浑身振动，还可用理阴煎送

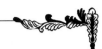

服黑锡丹。如为肝肾阴虚，相火上逆，又当滋阴降火，用大补阴丸：黄柏、知母均盐水炒120克，熟地、龟板均酒炒60克，猪脊髓蒸熟。共和杵烂，晒干，研末，炼蜜为小丸，每服10克。亦可作煎剂。如久病将退，舌质光红，宜滋阴养胃降逆，用益胃汤：沙参、玉竹、生地、麦冬、冰糖；如病后胃气大虚，连声呃逆，不思饮食，又宜益气和中，用梁师自拟的强中理阴汤：人参、茯苓、柿蒂、丁香、炮天雄、煨刀豆、干姜、炙甘草。

（4）伤食滞下证呃逆：偶然呃逆，每见于食后，或伤食溏泄之后。老年人噎膈初起亦常出现。《绳墨》谓："因于食而致呃者，脾胃不能健运，食阻气滞而不行，宜温中消导可也。如二陈汤加厚朴、山楂、砂仁、木香。"如滞下而呃的则可用保和丸加竹茹、山楂叶、泽泻、柿蒂治之。

呃逆的治疗，如系偶然发生的，常可通过转移患者的注意力而发挥作用：包括分散注意力的谈话，疼痛或不愉快的刺激，如用草刺鼻孔取嚏，或让患者进行无明显目的的活动，例如暂时停止呼吸，吸饮冰水等。还可指压迫劳宫穴或内关穴等治疗。

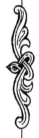

对于呃逆原因的确诊，不要疏忽，更不要认为易治。《绳墨》说："吐利后发呃者，难治。伤寒、痢疾、产后久病虚损及汗下后致呃者，皆难治，不可言其易也。后必有悔。""其人气不接续，呃气转大，其脉虚而无力，若虚而短数者，不治。饮食不入者不治。"大抵能治与难治，必须先从辨证审因入手：本无病而暴呃的，多为实证；久病而作呃的，多为虚证。大小便不通的多为实证；大小便自利的，多为虚证。寒呃必然喜热，热呃必然喜寒。停痰而致呃逆的，多心下痞悸；气逆而致呃逆的，多胸中喘满。"清热、温寒、

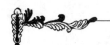

扶阳、补虚、泻实"十字，贵在临证灵活变通，不可胶于一见，更不要轻下诊断。

前人介绍过因患寄生虫而呃逆不止，或缓或促，兼面色青苍，胃脘疼痛，吐清水冷涎，或心中嘈杂，必须下虫化积治本，方能奏效，但先止呃以治标，亦不可少。

《本草纲目》介绍用刀豆子烧存性，开水送服，可止久病呃逆。或用荔枝七个，连皮核烧存性，开水送服，亦可止久病呃逆。《太平圣惠方》介绍以黑豆炒热放瓶中，然后加入热醋，用纸封闭瓶口，纸上开小孔，嘱患者以口吸黑豆热醋气味，并吞咽，亦可立止呃逆。这些方法和现代医学吸入强烈的气味来止呃的方法相同，因其不悖于理，故附于此。

便秘之阴结阳结

便秘，即大便秘结不通。粪便在肠腔内滞留过久，内含水分过量吸收，以致粪质过于干燥坚硬，引起正常的排便困难，故称便秘。临床表现为患者有时诉左下腹压胀，常有便意窘迫感觉，欲便不畅等症状。如果粪块坚硬，还可引起痔疮出血。由于胃传导失职，可诉中上腹饱胀不适、嗳气、反胃、恶心、腹痛、矢气等。在痉挛性结肠便秘时，常有阵发性腹部疼痛，个别患者还有骶骨部、臀部、大腿后侧的隐痛或酸胀感觉。慢性便秘习惯用泻药或灌肠的病人常诉有食欲减退、恶心、口苦、精神萎靡、头晕乏力、全身酸楚，甚至出现轻度贫血与营养不良等虚证表现。

中医学对于便秘的治疗在临床实践中有着丰富的经验。

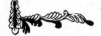

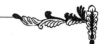

认为便秘一证有不同的性质和类型，有虚秘、实秘、气秘、风秘、冷秘、热秘等。如李东垣氏说："夫肾主五液，津液润则大便如常。若饥饱失节，劳役过度，损伤胃气及食辛热厚味之物而助火邪，伏于血中，耗散真阴，津液亏少，故大便燥结。然结燥之病不一，有热燥、有风凉、有阳结、有阴结，又有年老气虚津液不足而结燥者。"意即指此。《金匮翼》认为便秘虚证多而实证少。虚证又分为阴虚和阳虚之秘。"凡下焦阳虚，则阳气不行，胃肠不能传送而阴凝于下；下焦阴虚，则精血枯燥，则津液不到而肠脏干槁"，都会发生便秘。唯张景岳氏力排众议，他对本证根据疾病的性质作了简要的归纳和说明。他认为："大便秘结一证，在古方书有虚秘、风秘、气秘、寒秘、湿秘等，而东垣又有燥热、风燥、阳结、阴结之说。此其立名太烦，又无确据，不得其要而徒滋疑惑，不无为临证之害也。不知此证之当辨者惟二，则曰'阴结'、'阳结'而定之矣。"张氏以"阳结"、"阴结"两类型来辨证，阳结即实秘、热秘、风秘、气实而秘；阴秘即冷秘、气虚而秘。

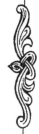

梁师认为，本病的病因与肾阴有密切关系。《内经》谓："肾开窍于二阴。"可知便秘专责之少阴。少阴主水，证虽然不同，但总由于津液枯竭。又，"肾主五液"，津液盛则大便如常。所以便秘虽属大肠传导功能失常，但却与少阴肾的关系较为密切。例如房事过度，精血耗竭，多致便秘；或饥饱劳役，损伤脾胃，辛热厚味，渐渍助火，火伏血中，耗散真阴，津液亏少，多致便秘；或高年血气不充，肾阴枯竭，亦容易引起便秘。这些例子均足以证明与肾阴密切相关。因为肾阴不足，津伤液耗，发生阳结或阴结，即能导致各种不同性质的便秘。

从现代医学来理解，除热结胃肠，辛辣刺激的食物引起便秘，或久患热病，余邪留恋，津液损耗，不能滋润大肠者外，还与排便动力缺乏，如膈肌衰弱，腹肌衰弱，肛提肌衰弱，肠平滑肌衰弱，神经精神紊乱，排便反射消失，妊娠等有关。因而在治疗上以阴结的血虚和阳结的气虚来分析治疗，往往会获得满意的疗效。

便秘的脉象以平脉为吉，亦以关脉缓为吉兆。《医宗金鉴》谓："大便秘结，脾脉沉数，下连于尺为阳结；二尺脉虚或沉细而迟为阴结。""老人虚人秘结，脉雀啄者难治。"《医宗金鉴》这一经验是可贵的。老人大便秘结而兼雀啄脉，多为心力衰竭或门静脉高压而有直肠黏膜充血，使敏感性减弱引起便秘，故为难治。梁师的见解是：便燥结，脉多沉细；如为实证燥热便秘，脉当弦数或沉数。但亦必须脉症合参，治疗方能有效。

便秘的治疗，仍按张景岳氏划分的阴结、阳结来分型似较恰当。阳结属于实热有余，而阴结则属于虚冷不足，现分述如下：

1. 阳结便秘

①实证燥结：便秘不解，面赤身热，口燥唇焦，甚或口疮糜烂，小便短赤，腹胀口干。舌质红，苔黄燥，脉沉数或滑实。这是由于胃肠积热，腑气不通，致热盛伤津，大便燥结不解。治宜清热润下，轻则用凉膈散，重则非攻下不可，酌用三承气汤。如热病后，余邪未清，大便涩，小便少，则用麻仁丸：大黄、枳实、厚朴、赤芍、麻子仁、杏仁。

麻仁丸用于肠黏膜应激力减弱的便秘。如某些热性病后期在炎性病变的恢复过程中，肠黏膜对正常的刺激反应减退，可发生便秘；痢疾在恢复期常有便秘；过用苦寒的中药常有便秘等。中医称之为"脾约"症。用麻仁丸，效果良好。

②气滞燥结：便秘不解，心腹痞满，胁肋腹胀，噫气频作，胃呆纳减，舌苔薄腻，脉弦而数。这是由于脾气不运，宿食留滞不舒，或肝郁不舒，或气机阻滞而致肺气壅蔽，不能下降大肠，使糟粕内停，化燥秘结。治宜理气导滞，开郁通幽。用六磨饮：沉香、木香、槟榔、乌药、枳实、大黄、厚朴。如确诊为宿食留滞，可用梁师自拟的脾积通幽汤：莪术、三棱、青皮、良姜、大黄、木香、枳实、甘草。若肺气不降而诸气的道路因以闭塞，噫气泛恶，胀满不适。这种现象，常见于肛提肌衰弱，如在妇女又多为骨盆底肌在妊娠中受到影响。尤其在多产妇女，产后未能充分休息，起床过早，腹内脏器压迫盆底肌肉，使肛门肌难于复元，故常可导致气滞燥结。中医对此种便秘理解为肺气壅蔽不能下降大肠，致气失升降。可用梁师自拟的益气提肛散：当归、川芎、防风、枳壳、陈皮、党参、麻子仁、杏仁、甘草、白蜜。产后便难，本方也有良效。

2. 阴结便秘

①血虚燥结：便秘不解，登厕则虚坐努责。兼见头晕心悸，面色㿠白，舌淡白无华，脉细或涩。这是由于血虚津少不能润滑肠道，或因贫血而体质虚弱，引起膈肌衰弱。如慢性营养不良与全身衰弱，以及膈肌麻痹等情形都可能属于血虚津少现象。治宜养血润燥或单纯补血以资生化之源。用梁师自拟的八珍玉蓉汤：当归、川芎、熟地、白芍、党参、黄芪、肉苁蓉、枳壳、沉香、麻子仁。亦可用《尊生》润肠丸：当归、生地、麻子仁、桃仁、枳壳。血虚体弱，常引起排便动力缺乏。例如膈肌、腹肌、肛提肌与肠壁平滑肌，凡

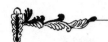
此数种肌肉的虚弱，在中医学中都认为与血虚有关。上述二方，效果都很可靠。也可直接用补血方法治本以扶元济弱，用人参养荣汤，使体征改善，便秘就自然通下。

②气虚冷结：便秘不解，或便不燥而解不畅，便时虚坐有便意而必须努责，便后疲乏，短气自汗。气虚而兼冷结，则小便清长，腹中冷痛，腰膝亦有冷感。舌淡苔薄或白润，脉沉弱而迟。这是由于气虚而脾失健运，或阳虚气冷而致脾肾寒积。如久病元气未复，高年精血不足，脾肾虚衰等情况皆能导致卫阳不固，阴寒内结，大便艰难。如单纯为气虚，治宜益气升陷，用补中益气汤。如为气虚冷秘，则用温下行秘，用温脾汤：大黄、干姜、附子、肉桂（冲）、炙甘草、厚朴、枳实。如气虚冷秘，阴寒又觉微燥，宜在温暖药中略加苦寒以祛燥热，温脾汤是理想的方剂。或用理中汤冷服，亦能达到治疗目的。

此外，在治疗上无论其为阳结的便秘或阴结的便秘，除燥热结实者外，用中医的导蜜煎法：白蜜糖微火煎熬至滴水成珠，候稍冷，制捻成锭，便时纳肛门中。

便秘的治疗以通下为主，但治病应求本，不宜于滥施通下。便秘与肾阴不足，津液消耗有关。所以李东垣说："治病必究其源，不可一概以牵牛、巴豆之类下之，损其津液，燥结愈甚，复下复结。极则以致导引于下而不通，遂成不救。"李氏这一见解真是经验之谈。

又，便秘和大便不通治疗有别。便秘是时常燥结，难于排便。不通则多为邪热入里，胃有燥实，津液中干。治疗时必须多方面了解病者的发病情况和过去的身体情况。如为大便一时不通，热邪燥实，则用硝黄涤荡亦不为过。如非燥实，则应多从血气方面来考虑，似较周全。

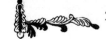

梁师治便秘的经验是治疗初期可辅以轻泻剂，而峻下或灌肠应尽量少用或慎用。有些患者的便秘，纯由于对饮食过分挑剔所造成，则不应以阴结、阳结来划分，而要适当调整食物，增加含纤维素较多的蔬菜与水果，有时也可纠正便秘。此外在治疗过程中，必须告诉患者养成定时排便的习惯和增强体育煅炼，再配合服药，往往能得到较为理想的疗效。至于便秘屡治不愈，而确诊为非器质性病变时，中药当归、人参、枳壳、生首乌、陈佛手等药作煎剂频服，每可改善。附述于此以供参考。

谈黄疸的证治

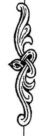

黄疸，起病大多数较急，以有畏寒，发热，食欲不振，恶心，上腹部不适，小便黄赤，继而先后在巩膜及皮肤出现深黄颜色为特征。部分病人即以此为最初症状而就医，故中医称之为黄疸病。

本病的病名早见于《内经》。张仲景的《金匮》有黄疸专论。并有黄疸、谷疸、酒疸、女劳疸、黑疸等名称和证候，称为五疸。《诸病源候论》更进而分为二十八候。《圣济总录》则推演为三十六黄，名目繁多，临床难于掌握，无实用意义。所以朱丹溪有"疸不分其五，同是湿热"之说，认为黄疸是诸疸的总称。张仲景氏又有疸只分阴黄、阳黄两类，以证候为依据：如黄色鲜明如橘子色，伴有身热、口渴、腹满、心中懊恼等症状的，名为阳黄；若黄色暗晦，伴有脉迟、身凉、肢冷、腹胀、便溏等症状的，名为阴黄。

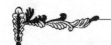

现代医学的急性黄疸型传染性肝炎、钩端螺旋体病，以及急慢性胆囊炎，都有目黄、身黄的症状，其含义几乎与本病相同，故按本病辨证治疗，常获良效。

黄疸的证治，前人每分为阴黄和阳黄。过去因缺物理检查手段，照此划分是一大进步。今天从实验室检查及对照前人的见解，阴黄大都不是黄疸而多属于钩虫病贫血，故以阴黄、阳黄来划分本病尚有不足之处。称湿热黄疸为阳黄症则可，把钩虫病的贫血性萎黄一类并入黄疸的分型中，梁师认为尚欠妥当。因为"疸"，目必黄，四肢苦烦，懊侬，小便不利色赤。阴黄则否。黄疸病与贫血性萎黄或黄胖、桑叶黄、钩虫病一类阴黄疾患之小便清利，目睛不黄应有所区别。把黄疸型肝炎或钩端螺旋体病、急性胆囊炎出现的黄疸症状，称为阳黄疸，是可以的。把无黄疸型传染性肝炎称为阴黄疸，这种沿袭，其实也欠妥。因为无黄疸型肝炎，证之临床并无黄疸出现，故不能以阴黄辨证。

梁师在治疗黄疸的分型上结合现代医学而又不悖于前人的见解，分为阳黄疸、虚黄进行辨证治疗。

1. 阳黄疸类

这一类型的黄疸，多系肝胆疾患之属于阳明热盛者。症见身热口渴，心中苦烦，小便不利，溺黄，全身皮肤、巩膜黄染，黄色如橘子明亮。临床常分为轻症和重症两型。

①轻症：本型就黄疸的发展过程，可分为三个阶段，即黄疸前期、黄疸期及恢复期：

黄疸前期：

起病大多较急，畏寒，发热，寒战，疲乏，目睛大小眦处微有黄染。小便黄，食欲不振，恶心呕吐，上腹部不适有腹胀感。某些病例起病时还有高热或肌肉、关节疼痛，类似

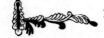

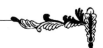

于流感或风湿病。舌质淡红，无苔或苔薄。脉多浮缓。这是湿热内蕴而兼表证，黄疸虽不明显而胃浊上逆。医者容易忽略其为黄疸前期而对症治疗。可用梁师自拟的醒脾化浊汤：藿香、白豆蔻、石菖蒲、栀子、薄荷、土茵陈、枳壳、滑石、木通。

本方常用于黄疸前期或恢复期，有燥湿利胆、健脾淡渗的作用。黄疸前期症状类似风湿的则又可用荆防败毒散去川芎加茵陈、泽泻、葛根治之。

黄疸期：

当黄疸前期的治疗未能遏止病情发展时，可出现尿色加深，继而先后在巩膜皮肤出现黄疸。黄疸出现之后，发热及胃肠道症状每有短时间加剧，部分病人有皮肤瘙痒，但一般症状如食欲不振、恶心等症大多从此减轻。黄疸日益加深，大便可呈黏土色。轻症除黄疸外无其他重要症状或体征，经二至三周的治疗黄疸会逐渐消退。亦即张仲景氏所谓的"黄疸以十八日为期，治之十八日以上瘥"。

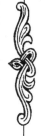

在黄疸期的发病过程中，常因体质不同而有如下的证候辨别。

热重于湿辨：黄疸色鲜明，发热口渴，小便短少，色黄如浓茶，腹胀纳呆，烦躁，大便秘结。舌红苔黄，脉弦数。这是黄疸之属于少阳、阳明腑实，热重于湿的征象。治宜清热利湿，佐以消导，用新加茵陈蒿汤：茵陈蒿、苍术、木通、栀子、甘草、琥珀、丹皮、红花、大黄、薄荷。上方治黄疸瘀热，内有实积，肝脾肿大有良好效果，如病情缓解，则可改用新加茵陈蒿汤。若单纯热重于湿而无少阳或阳明腑实证则用栀子柏皮汤加茵陈、泽泻治之，其方药为：栀子、黄柏、甘草、茵陈、泽泻。

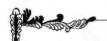
湿重于热辨：黄疸色黄而不明亮（亦即《医砭》所谓的"湿盛则黄而不亮"，与热盛鲜明如橘子者不同，因为黄而润晦的为湿，黄而色亮的为火，很易鉴别），头重，全身困乏，胸痞脘闷，食欲减退，口中黏腻，便溏。舌苔厚腻微黄或润滑，脉象濡缓。这是黄疸之属于太阳脾湿，湿遏热伏，清阳不得发越之征。治宜利湿升阳化疸，佐以清热，用胃苓汤加茵陈，或用茵陈五苓散治之。梁师自拟的醒脾化浊汤治湿重于热，效良。但茵陈必须重用30克以上，亦可加鸡骨草同煎。

湿热并重辨：黄疸，兼有以上二型的特点。《苍生司命》说："湿生于热，热滋乎湿，湿热相生，遂成滞满。是由胃气潜衰，脾气孱弱，不能为胃行其津液，致上焦不行，故身不得汗，下脘不通，故腹无小便，熏黄日久，热气成黄。"这是肝胆热盛，湿热并重的原因。治宜清热渗湿，消黄利尿。用梁师自拟的三物化疸汤：茵陈、垂盆草、栀子、黄连、白通草、泽泻、茯苓、苍术、猪苓、薏苡仁。也可用于湿热并重的黄疸。本方退黄之力很强，尤以茵陈、垂盆草、栀子三物合用，有护肝脾退黄疸的明显效果。

寒湿内遏辨：黄疸，色暗晦滞，腹胀，胃呆纳减，神倦，大便时溏。舌淡苔白而润，脉沉缓或迟。这是黄疸之属于湿盛寒生，而平素中阳不振，寒湿内遏，脾胃运化无权所致。治宜温中化湿，用茵陈理中汤（即理中汤加茵陈）。如黄疸寒湿内遏并见恶寒肢冷、自汗，则可用茵陈四逆汤：茵陈、炮姜、炮附子、炙甘草。

恢复期：

黄疸消退，病人食欲和精神好转，肝脾缩小，轻症一至三个月可以康复。这一段时间可出现食欲减退，自汗，上腹

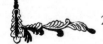

部不适，食欲不振，可用参苓白术散善后。不寐可酌加五味子、麦冬，效果很好。或用梁师自拟的疸后舒肝饮：党参、丹参、沙参、山药、五味子、女贞子、旱莲草、炒谷芽、何首乌、黑豆衣、甘草。本方黄疸病后恢复期宜之。对于黄疸肝炎消退之后，肝功能正常或有轻度损害者，效良。部分急性肝炎病人，其病程超过半年以上而病情未明显好转，仍有食欲减退、胁痛、乏力、肝区叩击痛等，疸后舒肝饮常服，每获满意的疗效。

②重症：本型多数以通常的黄疸型开始，但黄疸出现后迅速加深，恶心、呕吐持续，常有皮肤和黏膜出血，腹水，下肢浮肿；并出现谵妄，烦躁不安。它的发展过程，按中医学分析，有如下的几种辨证：

热毒内陷辨：黄疸，起病急而病情迅速恶化。高热，烦躁，谵语，胸闷，腹胀，大便少，小便深黄。苔黄燥，舌质红，脉洪数。这是由于热毒内蕴，耗伤营血所致。前人称之为急黄。如《诸病源候论》说："脾胃有热，谷气郁蒸，内为热毒所知，故卒然发黄。心满气喘，命在顷刻，故云急黄也。其候得病，但发病心战者，是急黄也。"《明医杂著》则称之为"温黄"。亦即《医宗金鉴》所说的"天行疫疠发黄，名曰'瘟黄'，死人最暴也"的重症阳黄疸。治宜清热凉血，解毒宣窍。急用犀角散：犀角（用水牛角代）、黄连、升麻、栀子、茵陈，加生地、丹皮、玄参、石菖蒲、茵陈、板蓝根。如肌衄、齿衄，仍用上方加白茅根、藕节、葛根以凉血止血。神志不清，可冲服神犀丹、安宫牛黄丸，高热并用紫雪丹。梁师常用自拟的参羚玉露汤以作急救：西洋参、羚羊角、寒水石、滑石、生石膏、玄参、茵陈蒿、龙胆草、青黛、川贝母、石菖蒲、升麻。神昏谵语兼冲服至宝丹或紫

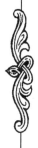

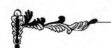

雪丹。

气滞血瘀辨：黄疸持续不退，面色暗晦，皮肤黏膜出血呈黝黑色，形体消瘦，肋胁胀痛，肝脏肿大之后继而变小变硬。尿少，大便干，腹胀，精神萎靡，疲乏，食欲减退，常伴有低热或可有蜘蛛痣及肝掌。舌质红暗或出现紫斑，苔黄腻，脉弦或沉涩。这是阳气郁而血络瘀滞，治宜活血化瘀、化气逐湿之剂，用膈下逐瘀汤加减：当归、赤芍、五灵脂、桃仁、红花、丹参、香附子、枳壳、茵陈、延胡索、莪术、泽泻。

治黄疸必须化浊利尿，无论轻症重症，均宜化疸为先，疸化则病自戛然退去。气滞血瘀之辨更应与现代医学之肝炎、肝硬化伴有肝坏死证作对照。梁师自拟的滋肝退黄汤治疗血瘀气滞之黄疸，效果较优，方如下：党参、丹参、玄参、黑豆衣、首乌、田七、茵陈蒿、垂盆草、旱莲草、郁金、丹皮、延胡索、琥珀、泽泻。

气阴两竭辨：黄疸出现迅速加深，病情为热毒内陷更进一层。患者精神萎靡，嗜睡，呓语，神志模糊，逐渐进入昏迷时患者呼吸变深而慢，少数病例有抽搐、深反射亢进和病理反射。气促，汗出如油不流。舌质绛或老红色，苔薄光剥，脉沉细或细数。若不及时积极抢救，患者多于数日内因肝肾综合征或严重出血而死亡。

气阴两竭多见于营养不良患者，孕妇嗜酒者，原有慢性肝病者等。中医学认为：真元告匮，土败水崩，不能回荣于竭泽。治疗应急用益气救阴固脱，拟生脉散加味：高丽参、麦冬、五味子、龙骨、牡蛎；如兼见手足厥冷，阳气衰微，脉沉细，加龟板、阿胶烊化服。或中西医结合抢救，俟病情稳定，然后再随证辨治。病势退后，则又可按轻症恢复期

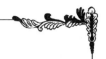

治之。

2. 虚黄类

这一类病并不是黄疸类，前人有称之为萎黄或虚黄、黄胖的。它的主要表现为两目不黄，只有肌肤呈现贫血般的黄色，干枯而无光泽。小便通畅而色不黄。倦怠乏力，耳鸣头晕，心悸。舌淡苔薄，脉虚。《杂病源流犀烛》云："黄胖，宿病也，与黄病不同。盖黄疸眼目皆黄，无肿状，黄胖多肿，色黄中带白，眼目如故，或洋洋少神。虽病根都发于脾，然黄疸则由脾热蒸郁而成，黄胖则湿热未甚，多虫与食积所致，必吐黄水，毛发皆直。或好食生米、茶叶、土炭之类。

肌肤黄中带白，肥肿不分，能食而肢软乏力，懒言懒动，头晕，耳鸣，心悸，大便溏薄，小便清长。舌淡白，脉濡细。这是气血俱虚，虫积未净，或驱虫之后而气血未复。治宜消积驱虫，补养血气，用缪氏青矾丸：青矾120克火煅透，当归120克适量米酒浸7日焙干，百草霜90克。共为极细末，以浸过当归的米酒打糊为小丸，如梧子大，每服5~7丸，一月后黄去，立效。如虫积未去尽，则可用四宝丹治之：使君子肉60克，槟榔、制南星各30克。嗜食生米的加麦芽60克，嗜食茶叶的加茶叶60克，嗜食泥土的加白陶土60克，嗜食木炭的加木炭60克。共为极细末，蜜丸。空腹以砂糖水送服，每次50丸，以虫尽为度。并可适当与人参养荣汤佐治。

现代医学的黄疸型肝炎与钩端螺旋体病的黄疸发病机理不同，病因亦有异。急慢性胆囊炎发生的黄疸以利疸化湿热为主，本"异病同治"与"同病异治"的原则（梗塞性黄疸除外）。因此，梁师所提出的处方，如能灵活化裁，每多

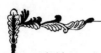

奏效。

调经要旨

中医妇科学有关调经的论述，言之最详。为了执简驭繁，现将梁师调经经验介绍如下：

1. 月经先期

月经来潮提前一周以上，甚或一月来潮两次，称"月经先期"。本病有血热、气虚之别。血热则迫血妄行，气虚则统摄无权，皆可促成本证。

①血热：经来超前，色紫量多，数日不减，时有血块。患者面红，口渴，喜凉畏热，二便不畅。唇干舌红，苔黄，脉弦数。治宜清热凉血，用《济阴》先期汤：生地、当归、川芎、白芍、黄柏、知母、黄连、阿胶、艾叶、香附、甘草。清水煎服。

②气虚：经来初淡后红，量正常，时有血块。腰酸胀不适，神倦，头目眩晕，气短懒言。舌淡，苔白润，脉缓或细，或濡。本证以补气为主，用梁师自拟的益气调经汤：当归、白芍、党参、白术、益母草、云苓、炙甘草、陈皮。

2. 月经后期

月经来潮周期推迟七天以上，甚至每隔四五十天来潮一次，称"月称后期"，或称"经期退后"。主要病机乃气血运行不畅，冲任失调。病因多为血寒、血虚、七情所伤，以致血海不能按时满溢。

①血寒：月经来迟，色黯红或淡，量少。喜热畏寒，少

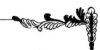

腹时感虚冷而痛。舌淡，苔薄白，脉微细。治宜温经养血，用温经摄血汤：熟地、川芎、肉桂、续断、白术、五味子、白芍。如少腹疼痛甚者，加巴戟天、香附。

②血虚：经迟而经色淡红，量少无块。腰痛腹胀，头晕神疲，心悸。舌淡，苔正常，脉浮虚或沉弱。治宜补阴壮水，养血调经，用人参补血汤：人参、川芎、当归、白芍、熟地、茯苓。如兼见肾阴亏虚，可加阿胶、龟鹿二仙胶。

③七情忧郁：月经后期，行而不畅，将潮或临经时少腹胀痛，连及乳胁。神情抑郁，胸闷不舒。舌质红，苔薄，脉弦涩。治宜行血开郁，活血调经，用十味香附汤（白术、陈皮、泽兰、黄柏、甘草、香附、川芎、熟地、白芍等）。

3. 月经愆期

经潮不准，或前或后，称为"月经愆期"或"月经先后无定期"，亦称"乱经"。病因病机主要为气血失调，冲任功能紊乱。本病与肝、脾、肾三经之虚有关。由于肝气疏泄太过，肾之封藏失职，脾不统血，使血海蓄溢无时而致经期紊乱。

①肝郁：经来或断或续，或先或后，头晕，胁下或小腹胀痛，间有潮热，喜叹息。舌苔薄，脉弦或沉涩。治宜疏肝理气，养血调经，用定经汤（当归、白芍、熟地、柴胡、菟丝子、山药、荆芥炭、茯苓、香附）；若肝郁化热，见头晕头痛，咽干口苦，可加丹皮、焦栀子。

②肾虚：月经先后无定期，量少，色淡质清，少腹冷痛，夜间小便多。舌质淡，苔白，脉沉细无力。治宜温补肾气，固冲调经，用大补元煎：人参、山药、山茱萸、熟地、杜仲、当归、枸杞子、炙甘草。如潮热不寐，可酌加地骨皮、炒龟板。

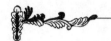
③脾虚：经来或先或后，或断或续。面色萎黄，四肢倦怠，间或出现浮肿，手足不温，头晕，心悸，气短，口淡无味，食少便溏。舌白苔腻，脉虚或迟。治宜健脾和胃，统血调经，用温胃饮：党参、白术、炒扁豆、陈皮、当归、干姜、炙甘草。

4. 月经过少

月经周期不变而经血较常量减少，或行经时间减少，甚至来点滴即净，称为"月经过少"。本病的发病机理有虚实，而以血虚、血瘀为常见。又以本病多为闭经先兆，故治疗较慎，不可用通经之剂，应以填补肝肾为主。

①血虚：经行量少，短期即净，色淡质稀，腹痛喜按。皮肤干燥，大便不畅，兼见头晕头痛，眼花耳鸣。舌质淡，无苔，脉虚细。治宜补养血气，用人参养荣汤：五味子、当归、熟地、白芍、党参、白术、云苓、炙甘草、陈皮、远志、黄芪、肉桂，姜枣引。

②血瘀：经来过少，紫黑成块或黏稠。少腹胀痛拒按，小便短黄，大便燥结。舌正常或暗红，或舌上有瘀斑，脉沉涩。治宜活血行瘀，用泽兰汤：泽兰、当归、白芍、甘草。梁师常以本方加生熟地、丹皮、山茱萸，效果更优。

梁师的经验，凡月经过少，治宜填补肝肾，以资生气血，先用大补阴丸加味（黄柏、知母、熟地、炒龟板、阿胶、龟鹿胶、当归、猪脊髓，本为丸剂，今改作煎剂，以16剂为一疗程），再用归芍地黄丸巩固（当归、白芍、熟地、山茱萸、丹皮、云苓、泽泻、山药等份，共研末，炼蜜为小丸，如绿豆大，每服15克，日2服）。

5. 月经过多

月经周期如常，经行明显超过常量，称为"月经过多"

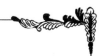

或"经水过多"。主要为血热或气虚所导致。

①血热：经来量多如崩，色赤或紫，有瘀块。气味腥秽，腰腹时有胀痛，便秘溺黄。舌质深红，脉弦数或洪大。治宜凉血固经，用两地汤加减（地骨皮、生地、云苓、白芍、阿胶、艾叶、益母草），或用固经汤（黄柏、龟板、樗白皮、黄芩、白芍、焦栀子、荆芥）。

②气虚：经血过多，色淡或清稀，面色淡黄，倦怠思睡，自觉少腹空坠，或有腰胀腹痛。舌淡苔薄，脉虚细。治宜补气摄血，用《景岳》举元煎：人参、黄芪、炙甘草、升麻、白术。亦可用补中益气汤：黄芪、白术、陈皮、升麻、柴胡、党参、炙甘草、当归，姜枣引。

调经之法，前人经验甚丰。如萧慎斋说："妇人有先病然后致经不调者，有因经不调而后生诸病者。如先因病而后经不调者，当先治病，病去则经自调；若因经不调然后生病，当先调经，经调则病自除矣。"这的确是月经不调的治疗规范。但治疗月经不调，在临床具体运用中必须理气血，舒肝、健脾和胃，补肾益心，以资生化之源。梁师认为调经之法，主要是调节周期，使患者自身的调节功能得以恢复。除上述介绍的方法而外，调经主要是调补肾阴肾阳。肾阴肾阳得以调整，则冲任自固。例如月经不调大多以肾阴不足为主，常用的处方为六味地黄汤（山茱萸、熟地、山药、丹皮、泽泻、云苓）；如肝不足，可见肝阳偏旺引起肝不藏血，使经水不调，可用上方加枸杞子、菊花，成为杞菊地黄汤，或加当归、白芍成为归芍地黄汤，就可达到养阴调血敛肝的目的。如为肝阳偏旺化火则上方可加知母、黄柏，成为知柏地黄汤了。这是执简驭繁的方法。如肾阴肾阳俱虚致经血失调，有下列两种情况：以阴虚为主的，按情况用六味地黄汤

加续断、菟丝子、杜仲、龟板胶、鹿角胶；以阳虚为主的，在六味地黄汤的基础上加巴戟天、肉苁蓉、仙茅、仙灵脾温肾，养血归经。梁师常用归脾汤加熟地治之，方药为：白术、党参、黄芪、当归、炙甘草、茯苓、远志、炒枣仁、木香、龙眼肉、熟地，姜枣引，效果也很理想。至于肝郁气滞用逍遥散：当归、白芍、柴胡、云苓、白术、炙甘草、生姜、薄荷。郁极化火加丹皮、栀子。中医学中有一句名言："知其要者，一言而终；不知其要，流散无穷。"从月经失调的辨治中，会有一定的启发。

《儿科秘笈》歌诀注解（部分）

惊风

歌诀：胆主惊兮肝主风，心热肝风作急惊，素虚药峻因成慢，吐泻后起慢脾风。急惊阳症有实象，慢脾阴证有虚形，慢惊半阴半阳证，虚实寒热要辨明。

注解：凡小儿心热肝盛，一触惊受风，则风火相搏，必作急惊证。如果素禀不足，或因急惊用药过峻，暴伤元气，每致变成慢惊之证。更有因吐泻既久，中气大虚，脾土衰弱，肝木乘虚而生惊风者，名曰慢脾风证。由于三者致病之因不同，故所现之证亦各异。

急惊属阳，必有阳热有余等实象；慢脾属阴，必有阴冷不足等虚象。至于慢惊初得之时阴阳尚未过损，或因急惊传

变而成，其中常有夹痰、夹热等证，故属半阴半阳，不比慢脾风纯阴证。故治疗时必须分别虚、实、寒、热以治之，才不致于误诊。

惊风八候

歌诀：惊风八候搐搦掣，颤反引窜视之名。肘臂伸缩名为搐，十指开合搦状成；势若相扑谓之掣，颤则头肢动摇铃，反张身仰头向后，引状两手若开弓，窜则目直常似怒，视则睹物不转睛。内外左右分顺逆，须知急慢证皆同！

注解：惊风有八候，作为医者应该知道，八候，即搐、搦、掣、颤、反、引、窜、视八种见症。

搐谓肘壁伸缩，搦谓十指开合，掣谓肩头相扑，颤即手足动摇，反者身仰向后，引者手若开弓，窜则目直视而似怒，视则睛露而不灵活。

以上八候，急慢惊风皆会出现，虚证实证均有。作为医生要仔细观察。

又，搐系八候之一。搐时视男左手，女右手，男大指在外为顺，女大指在外亦为顺。反之则属惊风逆证。

惊风通关急救

歌诀：惊风搐搦神昏愦，痰壅气塞在心胸；急用通关吹入鼻，无嚏则险有嚏生。

注解：惊风抽搐必神气昏愦，皆由痰气塞，高热所致。急救时急用通关散吹鼻，无嚏则易生险象。有嚏者，审度其表里虚实，随证治之。

通关散：法半夏、皂角、薄荷、细辛各等份，共为极细末，瓶贮，封固。

病者施行急救时以少许吹入患儿鼻中。吹鼻可催醒解搐搦。此方亦可用于癫痫发作者吹鼻急救之用。

急惊风

歌诀：急惊触鼻心惊热，或由风郁火生风，暴发痰盛或热极，壮热烦急面唇红，痰壅气促牙关噤，二便秘涩脉数洪；惊用镇惊风至宝，牛黄攻痰凉膈清，平治羌活泻青等，化痰导赤共凉惊！

清热镇惊治外惊，柴胡薄荷麦门冬，栀子黄连龙胆草，茯苓钩藤草木通。

羌活散风兼清热，羌活川芎薄荷叶，天麻僵蚕草黄连，柴胡前胡枳桔壳。

注解：急惊风，如能服中药，效果实极优。有些患者，虽经西医抢救而病情反复，预后欠佳，一投中药，就有立竿见影之效。

急惊风内因心肝火盛，外为风寒郁闭，不得宣通而发病；有因痰盛或热极，而内风自动；然见症多为暴发壮热，烦急、面红、唇赤，痰壅气促，牙关噤急，二便秘涩。一触动即致惊，宜清热镇惊汤、安神镇惊丸主之。

火郁生风，宜至宝丹；痰盛生惊宜牛黄丸攻下；热极生风宜凉膈散清解。

病如不甚，或急救之后，不再搐搦，则用平治之法。风热者，羌活散；肝热泻青丸；痰兼热，清热化痰汤；心惊热导赤散、凉惊丸。在临证时，不要手忙脚乱，考虑周到然后

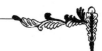

使用。中病则效果立见。

一触致惊的安神镇惊丸：竹黄、茯苓、胆南星、枣仁、麦冬、赤芍、当归身各 10 克，薄荷、黄连、朱砂、牛黄、栀子、木通、龙骨、青黛各 12 克，共为极细末，炼蜜为小丸，金箔为衣，每服 6 克，姜汤送。

痰或生风牛黄丸：牵牛子 21 克，枳实、法半夏、牙皂各 6 克，大黄 45 克，共为极细末，炼蜜为小丸，每服 1.5 克，日 3 次，姜汤化服。

肝热泻青丸：龙胆草、大黄、栀子、羌活、川芎各 30 克，炼蜜为小丸，如梧桐子大，每服 6 克。

痰兼热清热化痰汤：橘红、麦冬、法半夏、茯苓、黄芩、竹茹、甘草、黄连、枳壳、桔梗、胆南星。

凉惊丸：胆南星、防风、青黛、钩藤、黄连、牛黄各 10 克，研细末，糊为小丸，每次服 6 克，日服 3 次。

上述诸方，因无丸剂制备，在治疗脑炎，或脑炎后遗诸证，在门诊中常灵活地运用，其窍门实出于此，故应掌握。

急惊后调理

歌诀：急惊之后尚未清，痰热珀琥抱龙灵；神虚气弱痰兼热，清心涤痰大有功。

清心涤痰汤效灵，补正除邪两收功；参苓桔半茹连草，枳实枣蒲星麦冬。

注解：急惊多用寒凉之药，这是急则治标之法。但惊后痰火已退，即当调补气血。若过用寒凉，必致转成慢惊等证。故惊邪一退，余热尚在，当用琥珀抱龙丸治之。若脾虚多痰，宜清心涤痰汤。

琥珀抱龙丸：人参、琥珀、茯苓各 15 克，山药 100 克，甘草 12 克，檀香 10 克，竹黄、枳壳、枳实各 15 克，朱砂 10 克，金箔为衣。共为极细末，炼蜜为小丸，每丸重 3 克，淡姜汤送服。

慢惊风

歌诀：慢惊多缘禀赋弱，或因药峻损而成。缓缓搐搦时作止，面白青黄身则温。昏睡眼合睛或露，脉迟神惨大便青。气虚夹痰醒脾效，脾虚肝旺缓肝灵。

气虚夹痰醒脾治，参术天麻白茯苓；橘半全蝎僵蚕草，木香苍术胆南星。肝旺脾虚缓肝汤，桂枝参苓芍术良，陈皮山药甘扁豆，煎服之时入枣姜。

注解：慢惊与急惊不同，慢惊或由于禀赋较弱，土虚木盛，或由于急惊过用峻利之药，转成慢惊。发作时缓搐搦，时作时止，面色淡黄，或青白相兼，身必温和，昏睡合眼，或睡卧露睛，脉来迟缓，神气惨淡，此属脾胃虚弱，治宜培补元气为主。虚而夹痰的醒脾汤治之；脾虚肝旺者，缓肝理脾汤治之。

现代医学之病毒性脑炎，高热昏迷抽搐引掣，除用现代医学方法处理之外，应考虑其为急惊风证或慢惊风证。

脑炎之后遗斜视、窜引、搐搦，仍应考虑是否为惊风，应结合温病之紫雪丹、牛黄丸、天麻钩藤汤，视病者是否肝盛、脾虚、痰热等而灵活处方、治疗，每多奏效。

可以说惊风一病，中医治疗确有优点，惜医者见证不多，良方妙法失传，实在遗憾。

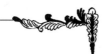

夹热夹痰慢惊

歌诀：慢惊夹热或夹痰，身热心烦口溢涎，宜以清心涤痰治，白丸柴芍六君煎。

脾虚木旺风痰盛，四君人参术草苓，痰盛陈半因加入，肝风更用柴芍藤。

注解：慢惊证本无热可言，但脾虚则虚热内生，故痰涎上泛，咽喉气粗，身热心烦，所谓虚夹痰热。痰热相兼者，清心涤痰汤治之；脾虚肝旺痰盛者，宜青丹白丸子，或柴芍六君汤治之。

青丹白丸子：

生川乌去皮脐15克，生半夏210克，生南星90克，生白附子60克。共为极细末，用生绢袋装入，以井花水浸后摆出粉，置瓷盆中，日晒夜露，每天早上换水，搅匀，春五、夏三、秋七、冬十，去水晒干，研为细末，以糯米煲粥，取粥水为小丸，如绿豆大，每次服3～5粒，薄荷水送服。

慢脾风

肝盛脾衰金气弱，金失承制木生风；每因吐泻伤脾胃，闭目摇头面唇青，额汗昏睡身肢冷，舌短声哑呕澄清。温中补脾方为主，固真理中随证从。

慢脾温中补脾汤，参芪白术共干姜，陈半附苓缩砂桂，白芍甘草共丁香。

固真汤治慢脾风，人参白术桂苓从，山药黄芪炙甘草，

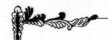

附子浸泡效如龙。

慢脾风一证,多因吐泻后脾胃大伤,以致土虚不能生金,金弱不能制木。肝木强盛,惟脾是克,故称为慢脾风证。

慢脾风的症状:闭目摇头,面唇青暗,额汗昏睡,四肢厥冷,舌短声哑,频呕清水,此系纯阴无阳之证。逐风则无风可逐,治惊则无惊可治,惟宜大补脾土,健胃回阳为主。吐泻亡阳者,温中补脾汤治之。大病后成为慢脾风的,则用固真汤治之。

慢脾风,亦为儿科所常见,有的患者入院四肢厥冷,面唇发绀,其实即属慢脾风,急用固真汤、理中汤大剂救治。此种证候,为医者应常记住,不是补液、输血所能解决。

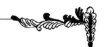

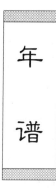

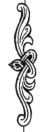

1920 年（庚申）9 月 12 日出生于广东省肇庆市下瑶南安里。

1921 年（辛酉）1 岁。名剑波，字宇澄，排行第二。祖父梁爵臣，父亲梁凤鸣，均为名中医，擅长内、妇、儿科，祖父对于正骨科有特长。

1925 年（乙丑）5 岁，随家父移居肇庆市天宁南路云秀巷。父亲在医余教读《三字经》《千字文》《幼学诗》，并能朗诵。

1926 年（丙寅）6 岁。请高要县大湾豆头乡陈景初老师设专家馆，就读 4 年。陈师系前清秀才，在其循循善诱之下，已能指物作诗，写记叙文、议论文、抒情文，对《左传》《战国策》《庄子》等古文均能背诵。

1929 年（己巳）9 岁。日间随陈景初老师读书，晚上父亲教读《脉经》《汤头歌诀》《药性赋》《医学实在易》等中医典籍。

1930 年（庚午）10 岁，陈师因年高停教，遂考入著名

219

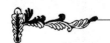

的高要县立第六小学，学习成绩年年名列前茅。

1933年（癸酉）13岁。小学毕业，又考入著名的高要县立第一中学。任课老师为陈傅岩、张时杰等，均攻诗词，善画，尤攻书法，得在读书之余，时增教益，并通过曾慕灵先生间接向赵少昂学习绘画法则，兼习国画。

1936年（丙子）16岁。高要县一中毕业。正准备升高中，时高剑父大师寓居鼎湖山庆云寺之友德堂，写字作画，因谢伟纯先生之介绍乃得晋谒为私塾弟子，领教其行笔作画。是年停学，潜心艺事，暇时并随父习医。

1937年（丁丑）17岁。抗日战争全面爆发，肇庆各中学、省立师范等均迁徙。是年停学，在家写字、作画、随父习医，有时亦帮助父亲抄中药处方。

1938年（戊寅）18岁。4月13日，肇庆第一次遭日寇空袭，全家迁回下瑶南安里居住。随父习医，并专攻书画，晚上读中医四大经典，《伤寒》《金匮》《医宗金鉴》均能背诵时一字不遗。但究竟习书作画，还是随父当医生，仍"举棋未定"。11月，姑丈陈慕卿开设永福堂药店，乃进店学习司药。

1939年（己卯）19岁。在肇庆永福堂当制药工人，并配中药处方，乃得结识肇庆名中医何桐生、李耀棠、潘南乔、谢国藩等名医，并执经问难，学习他们的处方用药机制，尽得其传，为后来行医打下坚实基础。年底，辞去永福堂工作。

1940年（庚辰）20岁。在肇庆镇挂牌行医。

1941年（辛巳）21岁。上午行中医门诊，下午仍在家中潜心作画。9月底在梧州、南宁、曲江、桂林举行个人书画展，从此踏上了一条艰辛的艺术征途。

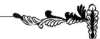

当时人民处于水深火热之中，哀鸿遍野，习书作画之幻想破灭。

1942年（壬午）22岁。毅然舍弃书画笔墨，专心从事中医工作，并参加高要县中医学考试，在58个考生中名列第二，获得高要县中医师公会开业证书，正式开业。之后，兢兢业业，为群众治病，渐渐获得好评。

时乡间儿童失学者多，为悯时艰，父亲开设颖勤国文专修班，以培育乡间子弟。在医余之暇，参加国文专修班的教学工作。

1943年（癸未）23岁。识关山月于桂林。同年凭高要县中医师开业证书和高要县中医师考试合格证书领得两广考诠处中医师证书。

1944年（甲申）24岁。医务日见发展，求医者接踵而至。四年多的临证、读书，对某些疾病，结合前人见解和个人体会，编著《医述》一书。

农历十一月初十日，与韶关富贵楼邹庸禧之女邹玉屏结婚。

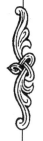

1945年（乙酉）25岁。抗日战争胜利，日本无条件投降。通过抗战期间行医体会，深信群众热爱中医，于是更坚定了从医的决心，继续编著《医述》一书。

1947年（丁亥）27岁。8月《医述》脱稿，由上海千顷堂书局出版。初版印刷3000册，在上海一时售罄，又复再印5000册。高要中医师公会改选，与谢恩普、陈伟池、何桐生等医师当选为常务理事。

1949年（己丑）29岁。中医学得到新生。与调恩普、邓汉翘、梁济猛、何桐生等人组织高要县中医学会，任学术组、福利组组长等职务。

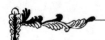

1950 年（庚寅）30 岁。领到高要人民政府中医师开业证书。参加西江防疫训练班学习 3 个月。同年 10 月参加高要县禄步土改工作，与孔祥鸿、赵永昌医师下乡，任土改医疗队副队长，驻白土圩头工作。为白土、圩头、禄水、隔岭等村庄贫下中农注射霍乱、伤寒预防针 1300 多人次，普种牛痘 2400 多人次，受到专员谭天度、叶向荣及县长梁巨埠表扬。

1951 年（辛卯）31 岁。5 月 15 日肇庆镇卫生院成立，调任该院中医师，并受聘为肇庆邮电局、兴民火柴厂、大兴铸造厂、珠江航运公司、肇庆汽车修理厂等单位的医事顾问。"关于中医剂型改革之我见"在《星群月刊》发表。

1952 年（壬辰）32 岁。3 月，组织高要医药联合会，将中西医师公会合并，任组织组组长。遂被选送至中山医学院进修西医 3 年，并回肇庆实习。与陈彰就医师组织医疗队赴金利作防御细菌战工作。

1953 年（癸巳）33 岁。高要县开展爱国卫生运动，与卫生科吴清科长及黄道庄、刘南均、梁庆临等人到广利进行试点工作。宣传卫生知识，预防注射、疫苗接种 5000 多人次。因工作出色，被选为粤中区文教卫生先进工作者，出席佛山文昌沙会议，得二等奖励。是年高要县医联会改组为肇庆卫生工作者协会，任常务理事，并当选为组织组组长。

1954 年（甲午）34 岁。进修西医结业。肇庆镇卫生院改为高要县人民医院，调人民医院中医部担任副组长等职务，并与陈彰就、赵万慈医师担任中西医结合留医部治疗工作，并担任高要县第一、二、三届中医师进修班主任，讲授《伤寒论》《金匮》三年多，并带广东省中医学校实习生。"小儿惊厥与流脑的对比治疗"一文在《江西中医药》

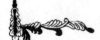

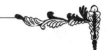

发表。

1955年（乙未）35岁。肇庆工人医院成立，被聘任为副院长兼该院门诊（每周一、三、五）医师，仅一年半，该院停办。10月，赴高要县河台担任征兵体检工作（此任务每年一次，共担任6年）。

1956年（丙申）36岁。广东省中医药成绩展览会举行，送"中医辨证论治个人心得"等论文共21份参展，受到广东省卫生厅表扬。同年被评为高要县"卫生先进工作者"、"社会主义建设积极分子"等光荣称号。高要县举办第四期中医进修班，任班主任。并讲授内科学、儿科学、妇科学等课程。"阑尾炎与肠痈的中药治疗"在《中级医刊》发表。"肺心病58例中医药治疗分析""74例坏死性小肠炎的中医辨证治疗总结"参加广东省中医药成绩展览会。

1957年（丁酉）37岁。编审出版《高要县中医验方集》第一辑、第二辑。参加高要县卫生局举办的中医验方秘方交流会，在大会上作"发扬祖国医学遗产，无私奉献秘方"的发言。同年被评为高要县卫生先进工作者，出席地区会议。是年当选为高要县第二届人民代表大会代表。"癫痫病的治疗原则"在《北京中医》发表。

1958年（戊戌）38岁。为中山医学院肇庆分院建设，协助征用土地1300亩。调中山医学院肇庆分院工作，担任祖国医学教研组副组长、中医科研负责人等职务。编写《中医学讲义》。10月，被选送至广州中医学院第一届师资进修班学习2年。报到后，因汕头地区麻疹流行，即被派赴潮州，在凤塘建立麻疹医院，收治麻疹儿童1600多人次，无1例死亡。3个月后，收队回广州，临行，凤塘公社赠锦旗一面，上绣："除害灭病当尖兵，革命友谊似海深。"同时受

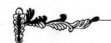

到广州中医学院在大会上多次表扬，同年被评为广东省卫生先进工作者，得二等奖。

1959年（己亥）39岁。在广州中医学院师资班参加教学工作，为中医进修学员讲授《金匮》的《黄疸》《水肿》等篇章，并协助陶葆荪老师写《金匮》语译一书，完成13篇，共约14万字，受到陶师的赞扬。6月，惠州发大水，再被派赴惠州救灾，任医疗队副队长。学院邹剑琴老师任大队长。协助马安复堤并重建家园工作，时平潭、马安围一带痢疾流行，建议对粪便进行管理，改善饮水，使疫情得到控制。任务完成后，在惠州被评为救灾模范，并颁发证书。9月，进修结业。

1960年（庚子）40岁。编写之《中医学讲义》脱稿，共69万字，交新华印刷厂印刷出版，作为中山医学院四个分院的中医学教材。带毕业同学到开平及江门北街医院实习，并到莲塘防治营养性水肿病。

1961年（辛丑）41岁。中山医学院肇庆分院的中医教学工作成绩优良，广东省卫生厅在肇庆召开全省中医教学工作现场会议，在大会上作中医学讲授教学示范，得到与会者一致好评。是年再度被评为广东省卫生先进工作者，参加佛山会议，得二等奖。

1962年（壬寅）42岁。全校评议会评为中医副教授职称。参加评议的有谢天民、卢鉴煜、姚国厚等人，3次出榜均通过。

1963年（癸卯）43岁。带学生到高要县人民医院开展慢性肝炎快速疗法，第一期收病人72人，第二期收病人53人，以28天为一疗程，以中西药结合治疗并使病人生活规律化，效果明显，受到高要县委重视，连续开办4期。

1964 年（甲辰）44 岁。中山医学院肇庆分院停办，部分教授、讲师回广州，部分留肇庆卫校，部分到肇庆各医院。被派前往肇庆市人民医院中医门诊留医部工作，每天门诊均在 180 人次以上，带徒弟岑兴良、姚述贵、林德海、翟洪、梁守端等人。

1965 年（乙巳）45 岁。负责留医部工作，与廖立贤、陈云辉等医师合作，开展中西医结合临床，成绩极佳。

是年，全国讲师、教授、研究员等一律申请取消职衔。9 月 18 日以后，下放劳动。为医院从事建地下室、防空洞、植树、修渠等工作。

1970 年（庚戌）50 岁。仍下放劳动，与何其荣、周东带等同志下乡采中草药，能认识中草药 400 多种，并写成《中草药治疗歌括》，发表于《肇庆医刊》。

在肇庆市人民医院制剂室研制中草药，研制感冒片、上清糖浆、四黄素片、消滞宁泻片、一粒金丹、养血安神糖浆等中成药 30 多种。

下放下黄岗白石室卫生室 5 个月，为卫生室创收 8000 多元，解决卫生室建设经费。回医院时，下黄岗大队黄三书记与村委、村民舞狮子欢送回肇庆。

1971 年（辛亥）51 岁。在医院制剂室继续研制中成药。

下半年恢复医师职务，在门诊为群众治病，每天 100 多人次，并带西医班学员实习。

1972 年（壬子）52 岁。患冠心病、心肌梗塞到肇庆地区第二人民医院抢救，住院 3 个多月，病稍愈。因肇庆市人民医院建院征用土地，回院搞到拖拉机一辆，换来鱼塘 7 亩作建院基地。继续担任门诊及留医部工作。

1973 年（癸丑）53 岁。兼任肇庆市卫生学校副校长，

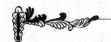

开设中医班、中医进修班、卫生员训练班，并进行校外教学。到区田、水湘水泥厂、下瑶等乡下办班。带学生到杨梅田、砚坑、鼎湖烂柯山采集中草药，并为群众治病。协助征用宝月台塘侧龙牙塘7亩地建肇庆市人民医院（现改为端州医院）。

1974年（甲寅）54岁。与何其荣同志办《肇庆医刊》，并担任审校工作（该刊物每年1期，共刊行4期）。"新型感冒片治疗464例感冒疗效观察"在《新中医》发表。

1975年（乙卯）55岁。"消滞宁泻片160例疗效观察"在《西江医药》发表。"四黄素治疗120例急慢性咽炎之疗效观察"在《肇庆科技》发表。

1976年（丙辰）56岁。"乌药顺气散治疗颜面神经瘫痪12例的临床观察"在《新中医》发表。"冠状动脉粥样硬化的中医治疗"在《广东省医药卫生资料》发表。

1977年（丁巳）57岁。1月，被评为肇庆卫生革命先进工作者，获一等奖。"白细胞减少症的中药治疗"在《肇庆科技》发表。7月，被评为肇庆市1977年大战六月份学"铁人"精神积极分子。11月，再度被评为肇庆市革命成绩显著先进工作者，并发给奖状。

1978年（戊午）58岁。广东省人民政府授予广东名老中医光荣称号。5月，调任肇庆地区中医院副院长，并被评为肇庆市工业学大庆、农业学大寨先进工作者，并发给奖状。协助在肇庆市下瑶乡上下白池、芦竹塘征地70亩，建设肇庆市中医院。协助征下瑶农民74户自留地建中医院临时门诊部。肇庆市人民政府授予科学先进工作者称号，并发给奖状。

1979年（己未）59岁。肇庆地区中医院临时门诊部开

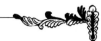

诊。同年再征地九亩八分建中医院门诊大楼。"妇科带下的中医辨治经验"在《新中医》杂志发表。与梁灏怀、杨清善、刘鸿军等同志到省内各地视察中医院建院规模、设施。是年中医院开设中医门诊。肇庆地区卫生局授予肇庆地区名老中医光荣称号。

1980年（庚申）60岁。各校恢复职衔，亦恢复以前评议之副教授。8月，当选肇庆第四届人民代表大会代表，并任肇庆市人民政府副市长，迁到市府办公4年，至1984年4月止。在任期间分管肇庆市卫生、城市管理工作，兼任市文物管理委员会副主席及城市管理委员会常务主任等职，并任肇庆市科协名誉主席，9月，任肇庆政协第二届委员会委员，并任肇庆市科技学校校长7年。

1981年（辛酉）61岁。为防治岩前急性黄疸肝炎，亲自与市防疫站站长下乡。用"一牵二自三联""几个一点"的办法开展肇庆市郊区农民饮用清洁水的改水工作，取得较好的成效。每年春季展开全市烟熏蚊虫，大搞爱国卫生运动等工作。

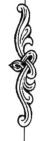

1982年（壬戌）62岁。建设文明街、文明楼，搞北区卫生街试点成功后，召开全市卫生现场会，推广试点做法，市区的卫生面貌得到改观。是年全省14市卫生检查评比中肇庆市名列第五，几年来肇庆市没有发生登革热、白喉、小儿麻痹、副霍乱等恶性传染病。是年搞了23条卫生街、120多幢文明楼。

1983年（癸亥）63岁。在黄岗区塘尾村搞了全郊区文明卫生试点，4个月内办成。省内许多县、市组织来塘尾参观。7月，兼任肇庆市业余科技学校校长及中华全国中医学会肇庆市分会会长。被中华医学会肇庆分会评为先进会员，

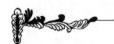

并颁发奖状。

集资搞下水道建设，会同卫生城建部门，用"一牵二自三联"的办法，集资建设44条下水道，全长4700多米，对改变市内卫生面貌起到了积极作用。

会同公安、城建、工商、交通等部门认真抓城市管理工作，治理脏、乱、差，取得一定效果。

协助市政府开展外经、侨务、统战工作，做出了成绩。编著的《医学津梁》在香港出版。

与唐四、宋永才等同志考察黑龙江、沈阳、长春、大连等市的卫生建设工作，回来写了近两万字的城市卫生建设汇报书，给肇庆市委汇报。

1984年（甲子）64岁。郊区改水工作经过3年的努力，各村都开展了改水工作，到年初，全郊区占83.7%的村民饮用上了清洁自来水，下黄岗片已基本完成，受到了省、地区卫生部门的表扬。

4月，副市长任满，任市政协委员会副主席。旋于5月被任命为肇庆地区中医院院长，迁回医院办公，并在门诊为群众诊病。门诊大楼已落成，临时门诊部迁大楼开诊。9月，建立急诊室，并建立内科留医部。11月，肇庆地区中医院正式开业，来宾500多人。医院开诊之后，成为肇庆地区中医医疗、教学、科研中心。

1985年（乙丑）65岁。被评为肇庆市第三届政协先进工作者，并发给奖状，名字登上光荣榜。为《羊城晚报》办医学科普专栏《公众诊所》，每周一期，1200字。"癫狂的辨证治疗经验"在《新中医》发表。建立肇庆地区中医院正骨科留医部。

1986年（丙寅）66岁。8月被佛山市中医研究会聘为高级顾问。"痫病撷华"在《新中医》发表。重印《医学津梁》，改版时由微音、关振东两位文豪作序。任肇庆地区卫生技术人员中级职务评审委员会委员。

1987 年（丁卯）67 岁。书法在广西玉林市书法评比会上获得一等奖。被聘为广东省中医高级职务评审委员会委员、肇庆地区中医卫生技术初级职务评审委员会委员、中医中级职务评审委员会委员。被聘请为《星湖志》《鼎湖志》《肇庆旅游志》编委特邀顾问。12 万字的《公众诊所》出版。

因年事已高，要求免去地区中医院院长职务，经组织同意，改聘为肇庆地区中医院名誉院长。

1988 年（戊辰）68 岁。被广州中医学院聘为客座教授。

为《羊城晚报》写医学专栏文章《儿科百例》，每周一期。

业余书画作品参加四省九市联展，又参加珠海市中国书画联展，并开个人书画展于肇庆工人文化宫。

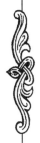

3 月，被聘为广东科学技术咨询服务中心中西医疑难杂病研究部顾问。

10 月，肇庆市职改办授予中医内科主任医师资格。任广东省振兴中医药基金会委员会常务理事。捐赠中医基金会人民币 1500 元。任肇庆市政协第五届委员会委员。

11 月，广东省人民政府授予科技有突出贡献专家称号，并颁发证书。

12 月，中华人民共和国卫生部授予全国卫生文明建设先进工作者称号，并颁发证书。

1989 年（己巳）69 岁。当选为肇庆市红十字会副会长。被中共肇庆市中医院党委和肇庆市卫生系统直属党委评为优秀共产党员。被肇庆气功科学研究会聘为名誉理事。

参加庆祝新中国成立 40 周年中国书画展，获广州展出奖。

22 万字的《儿科百例》结集出版。

1990 年（庚午）70 岁。广东省卫生厅、广东省中医药管理局、广东省科学技术干部局聘为广东省继承老中医药专家学术经验指导老师。被广州敬修堂药厂聘为技术顾问，被广州花城制药厂聘为终身技术顾问。

4 月，《中国博览丛书》刊登梁剑波于《名医公仆》，介绍《医学津梁》等文章 4 篇。

5 月，被聘为肇庆市海外联谊会理事。5 月 13 日母亲节，应广东省儿童工作委员会之邀，参加广州市中山纪念堂百名专家义诊、咨询活动。

6 月，被广州中医学会学位评定委员会聘为温病学博士研究生论文答辩委员会委员。

7 月，梁剑波事迹入选《中国当代中医名人志》。同月，被黄山写生画院聘为客座教授。

8 月，当选为肇庆市第五届人民代表大会代表。

9 月 12 日七十寿辰，致贺亲友近 500 人。

12 月，任广东省文学创作出版基金会理事。

《儿科百例》重版。献方“黑发宝”“梁氏防皱霜”获得广东省工业厅新产品四新奖。

1991 年（辛未）71 岁。3 月 14 日，《中国医药报》载文《炽热的感情》，介绍梁剑波生平事迹。

4 月，被广州陈李济药厂聘为技术顾问。同月，主持肇庆人民广播电台《医药与健康》节目，任期 3 年。播送《荧屏诊所》100 多篇。

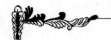

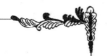

6月，事迹入选《中国当代文艺群星辞典》。

8月，被广东省中医药管理局聘为省中医药科技专家委员会顾问委员。

9月，被广东省中医药管理局评为广东省中医药科技先进工作者。

10月，中华人民共和国国务院发给政府特殊津贴并颁发政府特殊津贴证书。中华全国中医学会肇庆分会换届，任名誉会长。

是年为《羊城晚报》开辟妇科病专栏《妇科菁萃》，每周一期，并得到全国政协副主席叶选平的题词。是年春节在肇庆阅江楼举行梁剑波书画回顾展，观众约13000人次。

1992年（壬申）72岁。8月29日（阴历八月初二日）从医50周年。为《羊城晚报》写药膳专栏《医得食得集》。

被肇庆鼎湖区医疗器械厂聘为高级顾问。

书画应邀参加当代书画家作品肇庆邀请展，个人作品入选纪念册中。

4月，荣获肇庆市科学技术协会科协先进工作者称号。

6月，受聘为肇庆市政府经济技术顾问团顾问。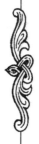

8月28日举行梁剑波从医50周年庆祝会，到会的有市、区、县的书记、副市长、县长、卫生局长，各市县中医院院长及省内外、海外朋友、知交等，共600多人，并有广东省各大药厂厂长参加，场面热烈。知名人士如微音、黎雄才、关振东、邓铁涛等老先生均参加庆贺，省卫生厅领导、广州中医学院院长、教授多人参加庆祝会。会上送刘海粟及省内外领导题词的《梁剑波教授从医五十周年纪念》图册。

9月广东省老龄委、广东人民广播电台聘请参加"九九重阳献爱心"名医咨询活动。

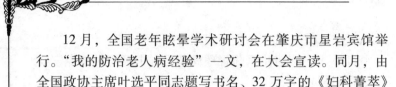

12月，全国老年眩晕学术研讨会在肇庆市星岩宾馆举行。"我的防治老人病经验"一文，在大会宣读。同月，由全国政协主席叶选平同志题写书名、32万字的《妇科菁萃》出版。

1993年（癸酉）73岁。1月，"我治疗癫痫病的经验"一文发表在中医古籍出版社《癫狂痫专辑》。另一题为"治癫宜宁心解郁安神豁痰，愈狂宜清胃泄火和络豁痰"亦在该专辑发表。同月，被聘任为肇庆市灯市节艺术造型竞赛委员会委员，并发给聘书。同月，被肇庆市厂矿企业卫生工作者协会端州区分会聘任为名誉会长。

2月，入选《中国高级医师咨询辞典》。

3月，被肇庆市卫生局聘为肇庆市医药专家委员会常务委员。聘期至1996年2月止。同月，为纪念三八妇女节，应广州市妇联、广州市医药公司邀请到广州中山纪念堂义诊，同月，秘验方5则入选《中国当代名中医秘验方临症备要》，该书由中顾委委员、原国家卫生部部长崔月犁主编并题写书名。

4月，聘为香港伟确集团医事顾问，任期3年。

5月，为肇庆市人民政府撰写江滨堤路白沙碑亭文并书丹刻石。同月，被端州区红十字会医院聘为高级顾问，并于世界红十字会纪念日在肇庆七星岩碑坊前义诊。同月为新兴龙山寺书写碑文。

6月，应佛山市委邀请在佛山医药公司举行义诊，应顺德市大良镇委邀请在仁爱医院举行义诊，并为仁爱医院题词。同月，被广东环球制药有限公司聘请为科学技术委员会委员，任期3年。

7月，接中国作家协会创联部通知，入选《世界名人

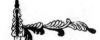

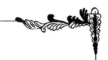

录》中国卷及《中国当代名医精英》。

7~11月，国画《渊明采菊图》参加汕头、珠海、深圳特区之光老年书画展，获优秀作品奖。

8月，被广东省医学情报研究所聘为《医学实用杂志》编委会编委。同月，被肇庆市人民对外友好协会推荐为该会理事。

10月，被国家中医药管理局聘为杏林书画协会顾问。

11月，聘为西江大学纪念毛泽东诞辰100周年书画展顾问，并展出新作书画卷。同月，书法入选纪念毛泽东同志诞辰100周年老年书画展，在广州鲁迅纪念馆展出。

12月，被聘为广东省振兴中医工作基金会常务理事，并颁发荣誉证书。

1994年（甲戌）74岁。1月，被肇庆市中医院评为1993年度医院有突出贡献工作者，并发给荣誉证书。同月，书法入选纪念毛泽东同志诞辰100周年肇庆市美术书法作品展，并发给证书。

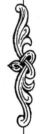

7月，中共肇庆市直属机关工作委员会授予肇庆市直属机关优秀共产党员称号，并发给荣誉证书，同月，被授予肇庆市中医院优秀共产党员称号，并获荣誉证书。

8月，由于支援振兴农村中医工作，荣获罗定市人民政府荣誉证书，并获赠题词"振兴中医，造福桑梓"的锦旗。同月，参加肇庆市中医药学会第三次学术交流会及《西江杏林》创刊、肇庆市名中医颁证会议，并在会上宣读"中医对肿瘤的治疗探讨"论文，获一致好评。同月，"中医对肿瘤的治疗探讨"一文获广东省1994年中医学术论文二等奖。

10月，被聘为顺德市中外合资新昌保健大酒家药膳高级顾问，并献药膳方50则，受到顺德市人民政府及顺德市卫

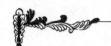

生局好评。同月，国画作品《水墨虾戏图》在广东省中山图书馆展厅展出，得优秀奖，举办者为广东省老年书画研究会。

11月，受《香港商报》胡国柱委托刻一半斤重黄金印，送中山市小榄第四届菊花会。文曰："小榄菊会，源远流长，甲戌一逢，如意吉祥。"以汉篆为其镌就。同月，被佛山《美食导报》聘为顾问，开辟《养生》专栏，每周发稿。

12月，被珠海市中国南方逸仙益寿医院聘为业务院长，并参加该院筹委会，任副主任。同月，入选《中国名医列传·当代卷》。同月18日，被肇庆市书法家协会聘为书法艺术顾问。

1995年（乙亥）75岁。1月，被聘为新兴国恩寺龙山碑林顾问，并刻《波罗密多心经》《六祖坛经》《六祖佛偈》等碑文。

3月，获广东省卫生厅颁发的白求恩式先进工作者光荣称号。同月，肇庆市历届政协委员联宜会聘任为常务理事。

4月，被端州区医学会聘为第三届名誉会长。

5月，被评为肇庆市中医院优秀共产党员，并发荣誉证书。

6月，任肇庆市人民对外友好协会第三届理事会理事。同月，被聘为肇庆市少儿文化艺术教育基金会理事。

8月，被聘为广东省中医药学会妇科专业委员会第二届委员会顾问。同月，受鹤山市幸福楼邀请献保健药方38张，为制作保健品之用。同月，书画入选纪念反法西斯和抗日战争胜利50周年书画展，获优秀奖。

9月，荣获广东省优秀中医药工作者称号，并发给荣誉证书。

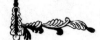

10 月，"'痫得安'治疗癫痫的临床研究"，获肇庆市卫生科技奖。同月，中华人民共和国人事部，中华人民共和国卫生部，国家中医药管理局发给全国继承老中医药专家学术经验指导老师荣誉证书。

11 月，国画入选广州纪念抗日战争胜利 50 周年画展。同月，书法入选肇庆市纪念抗日战争胜利 50 周年书画展。同月，被选为广东省南雄珠玑巷南迁后裔联谊会第一届理事会理事，并颁发证书。

1996 年（丙子）76 岁。1 月，被广东省医药管理局评为广东优秀中医药、中西医结合工作者，并发给荣誉证书。

4 月，被肇庆市卫生局聘为肇庆市第二届医药卫生专家委员会委员、顾问。

5 月，被珠海经济特区汤王有限公司聘为终身顾问。同月，广东肇庆海外联谊会委任为第二届理事。

6 月，"总结中医疗效之我见"一文在《西江杏林》上刊登。

7 月，被评为肇庆市直卫生系统优秀共产党员，并颁发奖品及荣誉证书。同月，任肇庆市首届作家协会顾问。

9 月 2 日，肇庆市卫生局授予肇庆市优秀卫生技术人才荣誉称号。同月，任广东省振兴中医药基金会第二届常务理事。

10 月应邀出席 1996 年全国劳模大会，赴北京观光，并出席人民大会堂国宴招待会。同月，出席国际中医学学术交流大会赴澳大利亚参加墨尔本、悉尼、黄金海岸、布里斯班 3 次大会。会议宣布梁剑波为中国名老中医，并在文件上将其名字登出。会上，宣读了论文"痫病撷华"，并颁发优秀论文奖状和金牌。同月，手书梅庵千年庆典墨宝中堂一轴，

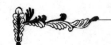

由肇庆市博物馆珍藏，并发给证书。同月，被评为《西江日报》1996年度优秀通讯员，获一等奖，并发荣誉证书。

12月，入选《中华国医导医指南》一书。同月，书画作品15种参加珠海市'96中国名人书画艺术博览会展出，获得一致好评。

是年，当选为1996年全国劳动模范，出席北京全国劳模会议。

1997年（丁丑）77岁。3月，任肇庆市老干部关心下一代协会市直卫生系统分会名誉会长。同月，刊于《实用中西医结合杂志》的"更年康汤"入选《中国当代科教文选》。同月，被端州区中医药学会聘为名誉会长，并发给聘书。端州区卫生局号召全区卫生工作者向梁剑波学习。

4月，五律四首《庆香港回归》入选中华诗词学会《庆香港回归专刊》。

5月，被聘为高明市脑病医疗医药研究院名誉院长。同月，入选《二十一世纪广东科学技术名人录》。

6月，连平县人大常务委员会主任叶继章来信并送锦旗一面，对为人大常委会义诊成绩显著作出表彰。同月，被评为1995—1997年度中医院先进工作者，并由市卫生局发荣誉证书；被评为肇庆市科学协会先进工作者，肇庆市科委发给奖状。

11月，肇庆卫生局、市中医药学会召开梁剑波学术研讨会，并出版《梁剑波学术研究》。同月，《儿科百例》重印3000册。

12月，被广州中医药大学聘为兼职教授，并颁发聘书。

1998年（戊寅）78岁。3月，被聘为肇庆市归国华侨联合会第四届委员会顾问。同月，任肇庆市中西医结合学会第二届理事会名誉会长。

4 月，筹建中医药博物馆。

5 月，被广东协和高级医疗中心聘为专家。

6 月，出版《梁剑波散文选集》，由著名诗人关振东先生及左多夫先生作序。

7 月《新香港月刊》以"中国当代华佗梁剑波"为题刊登医疗成绩及照片 3 页。同月出版《梁剑波诗词》，由著名诗人刘逸生先生作序。同月整理的《五官新镜》出版。

8 月，出版《梁剑波书画印选集》，由北京著名画家梁树年题书名，刘勃舒题扉页，唐希明、叶维贤、梁宏健作序，在香港印行。

9 月，广东省中医药管理局在肇庆市中医院成立中医肾病医疗中心，为该中心主任医师。同月 10 日为中国少儿文化工程捐献《成语连环八百阵》稿件，陈慕华同志发给捐赠证书。

11 月，梁剑波编著的《中国医学简明史》《内科临床实用治则菁萃》出版，由梁剑波中医博物馆印行。同月 24 日，书法作品应邀参加老年诗书画作品交流展，获得好评。28 日被广东南雄珠玑巷后裔联谊会聘为名誉理事。29 日至 30 日参加肇庆市中医院大型义诊 3 天。

12 月 8 日被聘为肇庆市历届政协委员联谊会第二届常务理事。同月，"我防治老年病的经验"一文获肇庆市中医药学会第一届优秀科技论文奖。

1999 年（己卯）79 岁。2 月 28 日肇庆市卫生局颁发肇庆市医药卫生专家委员会委员任期 3 年荣誉证书。

3 月 19 日《剑胆琴心·中国名老中医梁剑波传》由广州出版社出版，全书 41 万字，韦镇寰著。同月《美洲自由

报》登载梁剑波办中医博物馆消息。同月《美洲侨报》亦登载消息，《天天日报》《中国日报》皆大篇幅作详细报道。

4月，梁剑波编著的《内科临床实用治则菁萃》《中医学简明史》出版。同月30日广东中医书画社成立，被选为首届社长。

5月4日被肇庆市卫生局聘为肇庆市第三届医药卫生专家委员会顾问，聘期3年。

6月2日《西江日报》报道"梁剑波五本著作面世"。同月9日《广东卫生报》详细报道了梁剑波带出5位名中医，并登出发证时照片。同月15日再任肇庆市诗社社长并由广东省民政厅发单位会员证。

7月1日中华英才研究中心发给荣誉证书，入选《中华英才荟萃》。同月，梁剑波编著的《五官新镜》出版。同月梁剑波治疗妇科带下经验论文在《中医理论暨临床经验》刊登。

9月，梁剑波列入1998年《肇庆年鉴》，题为《国际名中医梁剑波》。

10月19日书法入选新中国成立50周年书画展并颁发证书。

11月，《临证指南》出版。同月11日为中国中医药学会《脾胃与针灸学术研究》一书题词。同月，《当代名医临证精华》刊登《梁剑波治癫狂痫临床经验》。

12月，梁剑波名字与事迹列入《肇庆市志》1998年版。

2000年（庚辰）80岁。1月8日美国发给国际名老中医证书。同月26日受聘为肇庆市中医院永远名誉院长。同月28日香港科学院授予荣誉博士衔，颁发医学荣誉博士证书。

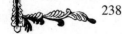

2月4日书法被刊印入《成语连环阵八百阵书法大典》。同月12日《梁剑波杂文选》出版。

3月8日赞助广州高剑父纪念馆建设费10万元整。同月28日由梁剑波撰文之鼎湖山庆云寺碑廊序石刻碑文刻成。

4月15日出资兴建鼎湖山庆云寺之高剑父亭及碑廊落成,邀请广州书画家莅临庆祝并雅集。

5月12日成立梁剑波教授从医60周年暨80荣寿庆祝活动筹备组,由冯汉辉局长任组长,黄胜英院长任副组长。同月18日被西江诗社选任为名誉社长。

6月2日炎黄文化研究会推举为名誉会长。

7月12日被聘为肇庆市佛教协会第二届代表大会名誉会长,并颁发证书。同月16日梁剑波《书画金石选集》付印。